かくれた能力を見つける！
キミだけの
スゴい脳のヒミツ

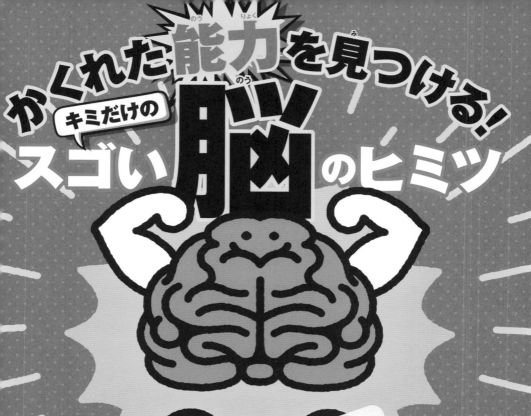

加藤俊徳
脳内科医・小児科専門医

KADOKAWA

は　じ　め　に

自分のスゴい脳を知ることが、成長へのカギ!

　脳は、役割のことなる「脳番地」が集まってできています。すべての脳番地をじゅうぶんに使いこなしている人はいません。だれでも自分が使いやすい脳番地を使っています。よく使っている脳番地はあなたの「長所」、つまり強みになり、まだあまり使っていない脳番地は「潜在能力」、つまりのびしろになります。自分でも知らなかった自分の脳の強みを知り、潜在能力がわかることで、脳ののばしたい部分をのばして、なりたい自分にもっと近づくことができます。

　脳はいくつになっても成長します。「こうすれば脳がうまくはたらく」という強みを活かすやり方がわかると、脳をじょうずに使って、目標を達成したり、今までうまくいかなかったことに対してもスムーズに脳がはたらくようになります。成

功へのヒントは、自分の脳を知ることです。

　小学校では、運動と図工の時間が楽しみないっぽうで、国語と音楽の時間がたいくつだったわたしは、「どうして、同じ学校の授業なのに、おもしろいこととそうでないことがあるんだろう」とふしぎに思っていました。当時、この本があれば、自分の「スゴい脳のヒミツ」を知り、その理由がわかったでしょう。自分の長所やとくいなこと、つまり脳の個性をよく理解でき、将来、自分がなにものになれるのか考えることができたと思います。さらに、脳番地をトレーニングすることで、なりたい自分に一歩ずつ近づくことができるという希望がもてたと思います。

　ぜひ今、子どものみなさんに、この本を読んで未来の自分を発見してほしいです。

脳内科医・小児科専門医
加藤プラチナクリニック院長
加藤俊徳

もくじ

自分のスゴいところ、知ってる?

一人ひとり顔がことなるように、性格やとくいなことも人それぞれ。今、自分のことをどれだけ知っている? 自分のスゴいところがわかると、たくさん夢をもつことができて、毎日がもっと楽しくなりそう。

自分のできることや、とくいなこと、よいところを思いうかべてみよう。

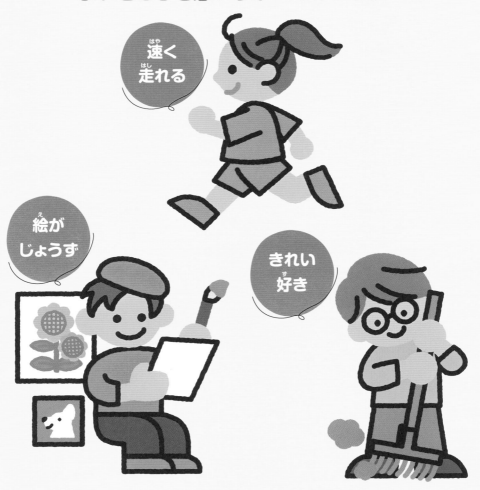

速く
走れる

絵が
じょうず

きれい
好き

人にはとくいなことと苦手なことがあって、
それぞれことなる能力、ことなる個性があるよ。

そのヒミツは脳のはたらきにある!

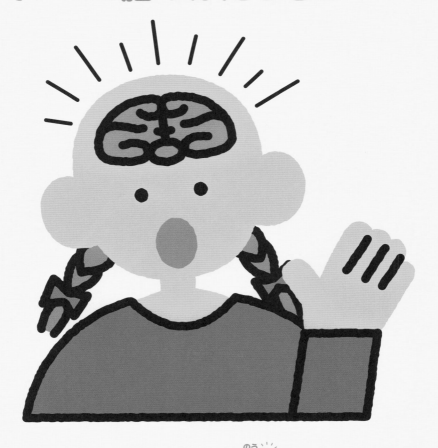

だれもがみんなスゴい脳をもっている!
自分の脳がどう育っているのか知ろう。

脳をぐんぐん育てていこう

からだや心の動きは、脳がコントロールしている。脳が発達することで、できることやとくいなことが増えていく。今は脳に未発達な部分があっても、脳が育つ可能性は無限大！　まだまだのびしろがあるよ。

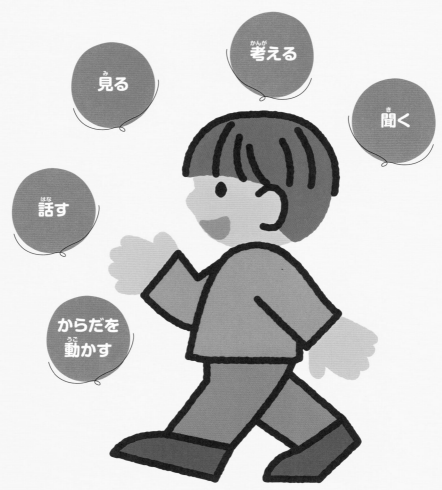

見る

考える

聞く

話す

からだを動かす

人のあらゆる思考や行動は、
すべて脳がコントロールしている！

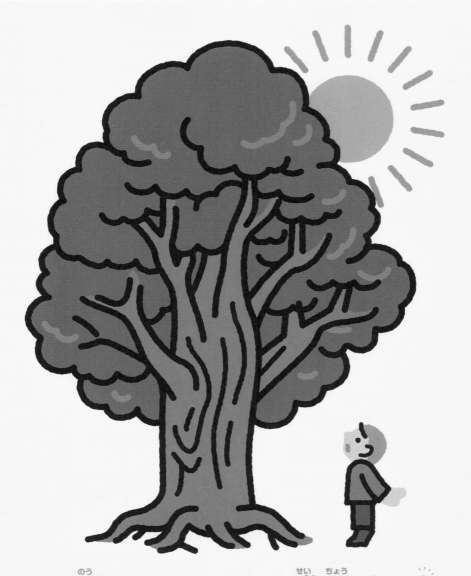

脳はいくつになっても成長する！

脳は木の枝ぶりのように多方向に育っていく。

いろいろなものを見たり聞いたり感じたりして、
脳に情報や経験を取りこむのが成長のカギ。

脳番地の成長が脳の個性になる

脳は大きく分けて8つの場所(脳番地)があり、それぞれの役割をになっている。どの脳番地がよく育っていて、どの脳番地がねむっているかは人によってことなり、それが脳の個性なんだ。

8つの脳番地

思考系脳番地	なにかを考えるときに深くかかわる
感情系脳番地	感情を生んだり表現したりする
伝達系脳番地	コミュニケーションをおこなう
理解系脳番地	情報を整理して理解する
運動系脳番地	からだを動かすことにかかわる
聴覚系脳番地	耳で聞いたことを脳に集める
視覚系脳番地	目で見たことを脳に集める
記憶系脳番地	覚えることと思い出すことにかかわる

脳番地どうしはつながっていて、協力してはたらいている!

脳番地の地図

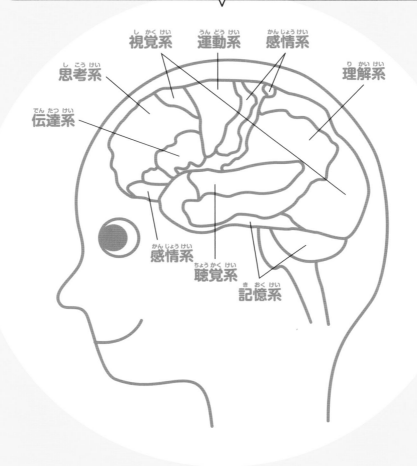

視覚系（しかくけい）
運動系（うんどうけい）
感情系（かんじょうけい）
思考系（しこうけい）
理解系（りかいけい）
伝達系（でんたつけい）
感情系（かんじょうけい）
聴覚系（ちょうかくけい）
記憶系（きおくけい）

右脳（うのう）と左脳（さのう）

脳（のう）は右半分（みぎはんぶん）（右脳（うのう））と左半分（ひだりはんぶん）（左脳（さのう））ではたらきがことなる。脳番地（のうばんち）は、いずれもその両方（りょうほう）にまたがっているよ。左脳（さのう）がおもに言葉（ことば）にかかわるはたらき、右脳（うのう）がおもに言葉以外（ことばいがい）にかかわるはたらきを担当（たんとう）している。

13

自分だけの脳の個性を知ろう

この本では、それぞれの脳で開花できそうな能力を、24の能力キャラクターとして表しているよ。自分の脳にはどんなキャラクターがかくれていて、どんな個性をもっているか知ろう。

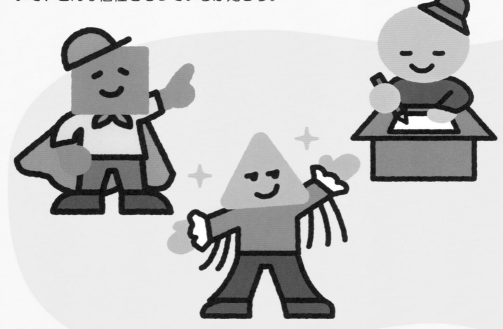

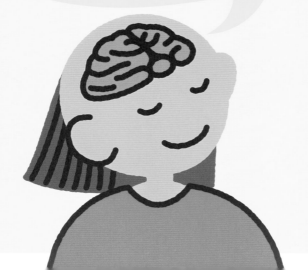

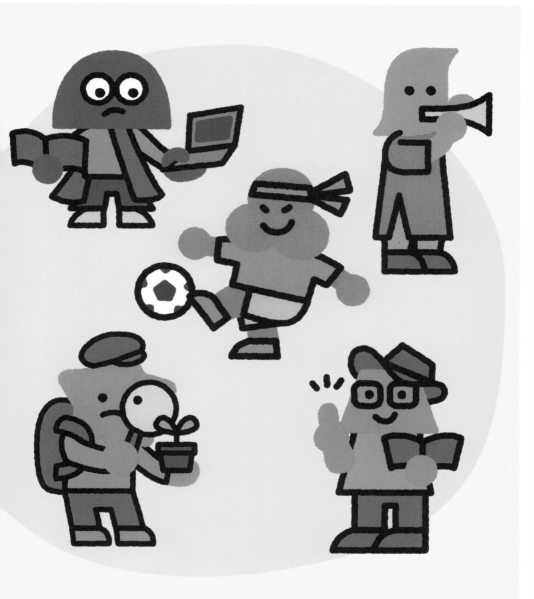

自分の脳の中にいる能力キャラクターがわかる！
「スゴい脳を見つけよう！しんだん」へGO！

スゴい脳を見つけよう!しんだん

自分に当てはまると思うものに○をつけよう。○はいくつつけても
OK！　自分だけで考えるのがむずかしいときは、家族や友だちなど、
まわりの人に自分のことを聞いてみよう。

A

☐ カレンダーを毎日見る

☐ 決まった時間に起きたり、ねたりできる

☐ わすれものをすることが少ない

☐ 人の顔と名前をすぐ覚えられる

☐ 宿題はすぐに取りかかる

B

☐ 空や星をながめることが好き

☐ 図書館や書店へよく行く

☐ 人ごみの中でも家族や友だちをすぐ見つけられる

☐ 植物を育てている

☐ 風景や人の写真をとることが好き

16

☐ レストランで注文するものがすぐ決まる

☐ 1日10時間ねている

☐ おこづかいは計画的に使う

☐ 将来やってみたいことがある

☐ 休みの日にやりたいことを思いつく

☐ 小説を読んだり映画をみたりして、泣くことがある

☐ 好きなものはあまりあきずにずっと好きでいる

☐ いっしょにいる人が楽しそうだと、自分も楽しくなる

☐ イライラすることが少ない

☐ 「めんどうくさい」と思うことはあまりない

☐ 少し遠い場所でも、電車やバスに乗らずに歩いて行く

☐ なにかをつくることが好き

☐ おどることが好き

☐ 外で遊ぶことが好き

☐ 食べ物や飲み物をこぼすことはあまりない

☐ あまり道にまよわない

☐ おとなと話すことが楽しい

☐ 部屋のもようがえをするのが好き

☐ 人に意見をもらおうとすることが多い

☐ 料理やそうじなど、家の手伝いをよくする

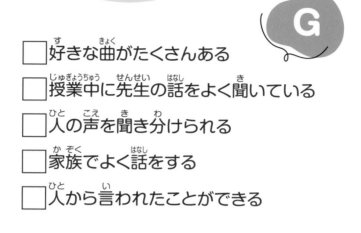

□ 好きな曲がたくさんある

□ 授業中に先生の話をよく聞いている

□ 人の声を聞き分けられる

□ 家族でよく話をする

□ 人から言われたことができる

□ ひとりで遊ぶより、友だちと遊ぶほうが好き

□ 友だちによく手紙を書く

□ できごとや、なにかの感想を人に話したくなる

□ 話すときに、身ぶり手ぶりをしていることが多い

□ 自分から友だちに話しかけることができる

3つ以上○がついたところのアルファベットを覚えておこう。3つ以上○がついたところがたくさんあった人は、とくに○が多かったアルファベットを覚えよう。1つのアルファベットにしぼれない場合は、いくつかあってもOK！

○がたくさんついたアルファベットはなんだったかな？
よく育っている脳番地と、自分の脳にいる能力キャラクターを知ろう！

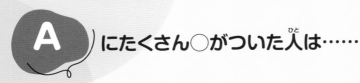 にたくさん○がついた人は……

[記憶系脳番地がよく育っているよ！]

P.114へ

Aにたくさん○がついた人は、つぎの3つのうち、
○が1番多くついたアルファベットを調べよう。

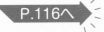 にもたくさん○がついた人は…

思い出いっぱいさん

P.116へ

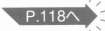 にもたくさん○がついた人は…

予定ばっちりさん

P.118へ

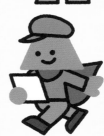

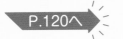 にもたくさん○がついた人は…

ものしり博士さん

P.120へ

にたくさん○がついた人は……

[視覚系脳番地がよく育っているよ！]

P.102へ

Bにたくさん○がついた人は、つぎの3つのうち、
○が1番多くついたアルファベットを調べよう。

 にもたくさん○がついた人は…

じっくり観察さん

P.104へ

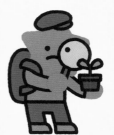

 にもたくさん○がついた人は…

まちがい発見さん

P.106へ

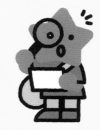

 にもたくさん○がついた人は…

読書スラスラさん

P.108へ

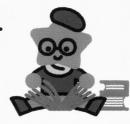

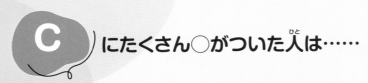 **C** にたくさん○がついた人は……

思考系脳番地がよく育っているよ！

P.30へ

Cにたくさん○がついた人は、つぎの3つのうち、
○が1番多くついたアルファベットを調べよう。

 B にもたくさん○がついた人は…

みんなのリーダーさん

P.32へ

 E にもたくさん○がついた人は…

夢いっぱいさん

P.34へ

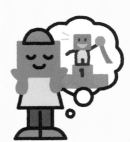

 F にもたくさん○がついた人は…

マルチタスクさん

P.36へ

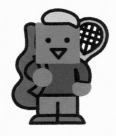

D にたくさん○がついた人は……

[**感情系**脳番地がよく育っているよ!]

P.42へ

Dにたくさん○がついた人は、つぎの3つのうち、
○が1番多くついたアルファベットを調べよう。

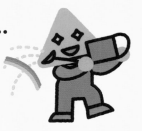

C にもたくさん○がついた人は…

好奇心おうせいさん

P.44へ

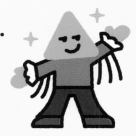

E にもたくさん○がついた人は…

情熱の表現者さん

P.46へ

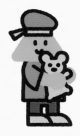

H にもたくさん○がついた人は…

やさしいお世話役さん

P.48へ

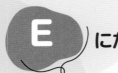 にたくさん○がついた人は……

[運動系脳番地がよく育っているよ！]

P.78へ

Eにたくさん○がついた人は、つぎの３つのうち、
○が１番多くついたアルファベットを調べよう。

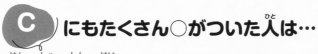 にもたくさん○がついた人は…

スポーツマンさん

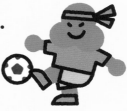

P.80へ

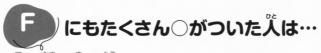 にもたくさん○がついた人は…

反射神経バツグンさん

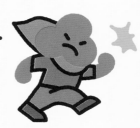

P.82へ

にもたくさん○がついた人は…

手先器用さん

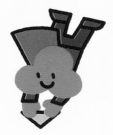

P.84へ

F にたくさん○がついた人は……

[理解系脳番地がよく育っているよ!]

 P.66へ

Fにたくさん○がついた人は、つぎの3つのうち、
○が1番多くついたアルファベットを調べよう。

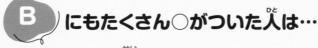 **A** にもたくさん○がついた人は…

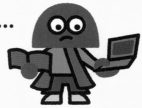

情報収集家さん

 P.68へ

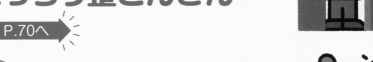 **B** にもたくさん○がついた人は…

きっちり整とんさん

P.70へ

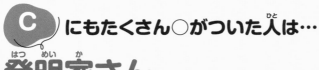 **C** にもたくさん○がついた人は…

発明家さん

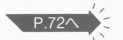 P.72へ

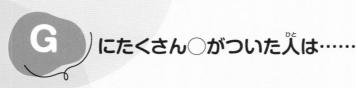 **G** にたくさん○がついた人は……

聴覚系脳番地がよく育っているよ！

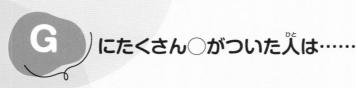

P.90へ

Gにたくさん○がついた人は、つぎの３つのうち、
○が１番多くついたアルファベットを調べよう。

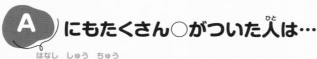 **A** にもたくさん○がついた人は…

お話集中さん

P.92へ

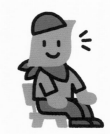

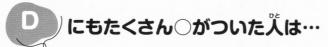 **D** にもたくさん○がついた人は…

みんなの相談役さん

P.94へ

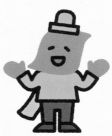

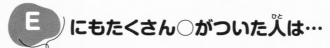 **E** にもたくさん○がついた人は…

音楽家さん

P.96へ

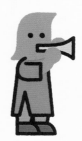

にたくさん○がついた人は……

[伝達系脳番地がよく育っているよ!]

P.54へ

Hにたくさん○がついた人は、つぎの3つのうち、
○が1番多くついたアルファベットを調べよう。

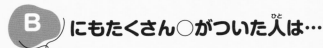 **にもたくさん○がついた人は…**

発表ハキハキさん

 P.56へ

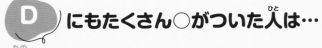 **にもたくさん○がついた人は…**

楽しくおしゃべりさん

P.58へ

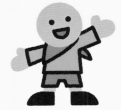

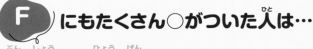 **にもたくさん○がついた人は…**

文章で表現さん

 P.60へ

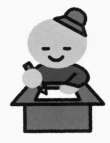

まずは○の数から、よく育っている脳番地を知ろう。自分の脳の個性を
さらにくわしく知りたい人は、脳にいる能力キャラクターもかくにんし
よう。友だちの結果とくらべてみるのも楽しいよ。

たとえば、○がついた数が、

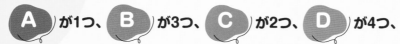

が1つ、 が3つ、 が2つ、 が4つ、

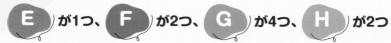

が1つ、 が2つ、 が4つ、 が2つ

だった場合……

よく育っている脳番地は……

視覚系脳番地、 感情系脳番地、 聴覚系脳番地

そのなかでもとくによく育っている脳番地は……

感情系脳番地、 聴覚系脳番地

脳の中にいる能力キャラクターは……

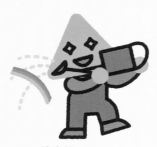

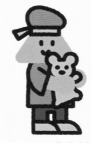

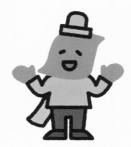

好奇心おうせいさん　　　やさしいお世話役さん　　　みんなの相談役さん

28

○がたくさんついて、能力キャラクターがいっぱいの場合

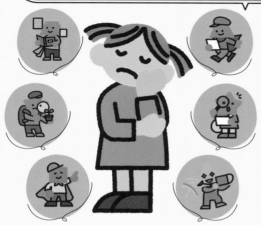

○がたくさんつくということは、いろいろな脳番地が発達しているということだから、とてもよいことだよ。ただ、自分の脳の個性をもっと知りたいと思ったら、とくに当てはまることだけに○をつけるようにしてみよう。

3つ以上○がつくアルファベットが1つもない場合

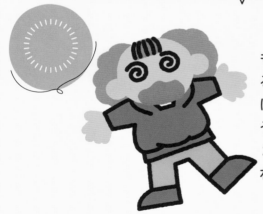

今は○がつくところが少なくても、これからどの脳番地ものばせる可能性がある！　少しでも当てはまりそうなことには○をつけよう。3つ以上○がつかなくても、2つ○がつけば、その脳番地はこれからのばしやすいよ。

おとなになるにつれ、いろいろな経験をしたり、
この本で紹介している脳番地トレーニングをしたりすることで、
○がつくところが変わっていく可能性もあるよ。
1年後、2年後に、またしんだんしてみよう。

［思考系脳番地がよく育っているタイプ］

この脳タイプの人は、「考える」能力が発達しているよ。自分で考えて決められるところを活かして、どんどん前へ進んでいこう！

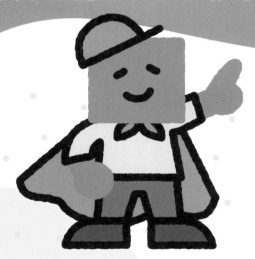

みんなのリーダーさん

思考系脳番地

なにかを考えるときに深くかかわる脳全体を引っぱるリーダー

脳の1番前、おでこの後ろあたりに位置している。考える・決める・ものをつくるなどのはたらきにかかわるよ。ほかの脳番地へ活動の指令を出していて、脳のリーダーのような役割をになっているんだ。

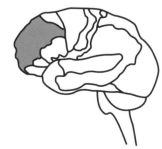

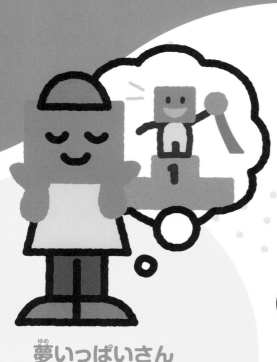

夢いっぱいさん

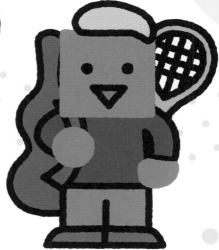

マルチタスクさん

やる気にみちあふれている！
決める力や集中力の持ち主

「こうなりたい」「これをしたい」という意思をもっていて、なにかにチャレンジしようとする気持ちが強い。自分でものごとを考えて決める力があり、計画性や集中力も身についている。だから、目標を立てて、それを実現させることができる人が多いんだ。ふくざつな問題をといたり、新しいものを考えてつくったりすることもとくいだよ。むずかしいことほどやる気が出てくる！

31

チームを引っぱっていく

[みんなのリーダーさん]

まわりをしっかり見て、なにをするか自分で決める力があるよ。チームやグループのなかで、リーダーとして活やくできそう！

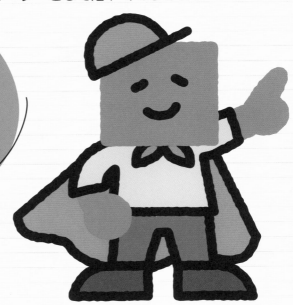

ピンチのときも
前に進むよ！

よく育っている脳番地は……

思考系脳番地

ほかによく育っている脳番地は……

視覚系脳番地

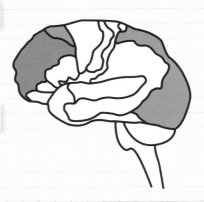

とくいなこと・とくいになれそうなことは?

- まわりの人のようすを見て、自分がすることを考える
- 身近な問題を見つけて、解決する方法をさがす
- クラスをまとめる学級委員長や、クラブのリーダーになる
- チームやグループのだれがなにをするかを決める
- 新しいことを見つけて、活動に取り入れる

向いていそうな仕事は?

警察官、刑事、刑務官、自衛官、映像やWEBなどのディレクター、スーパーバイザー、システムアナリスト、チームリーダー　など

ここをのばすと別の能力が目覚める!?

運動系をのばすと…　夢いっぱいさん、反射神経バツグンさんに!
P.86へ　　P.34へ　　P.82へ

理解系をのばすと…　マルチタスクさん、発明家さんに!
P.74へ　　P.36へ　　P.72へ

感情系をのばすと…　好奇心おうせいさんに!
P.50へ　　P.44へ

記憶系をのばすと…　予定ばっちりさん、思い出いっぱいさんに!
P.122へ　　P.118へ　　P.116へ

なんでも自分からチャレンジ!

[夢いっぱいさん]

やってみたいことをたくさん思いついて、行動する力をもっている。大きな夢や目標でも、自分の力でかなえられるはず!

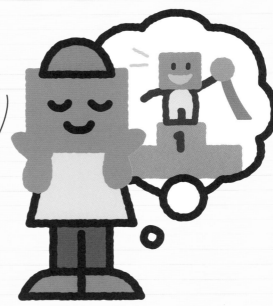

なりたい自分をイメージできる!

よく育っている脳番地は……

思考系脳番地

ほかによく育っている脳番地は……

運動系脳番地

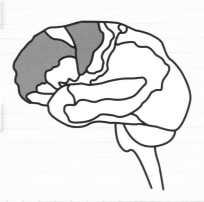

とくいなこと・とくいになれそうなことは?

- 目標を立てて、しっかり実行する
- 人から言われていないことでも、自分から進んで行動する
- やったことのないことにチャレンジする
- できないことは、できるようになるまで練習する
- 思いついたことはなんでもやってみる

向いていそうな仕事は?

宇宙飛行士、外交官、国際機関職員、冒険家・探検家、映画やスポーツ
などの監督、映画やイベントなどのプロデューサー　など

ここをのばすと別の能力が目覚める!?

視覚系をのばすと…　みんなのリーダーさん、まちがい発見さんに!

P.110へ　　　　P.32へ　　　　P.106へ

理解系をのばすと…　マルチタスクさん、発明家さんに!

P.74へ　　　　P.36へ　　　　P.72へ

感情系をのばすと…　好奇心おうせいさん、情熱の表現者さんに!

P.50へ　　　　P.44へ　　　　P.46へ

記憶系をのばすと…　予定ばっちりさんに!

P.122へ　　　　P.118へ

いろいろなことをがんばれる

[マルチタスクさん]

スポーツにはげんだり楽器を習ったり、たくさんのことに取り組む力があるよ。頭の中ではいつも、さまざまなことを考えている。

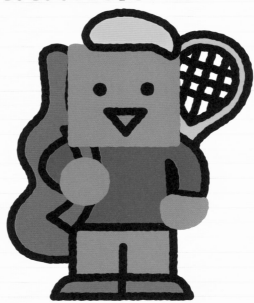

とくいなことを
増やしていく!

よく育っている脳番地は……

思考系脳番地

ほかによく育っている脳番地は……

理解系脳番地

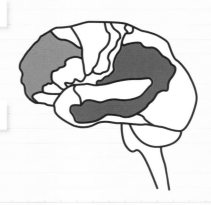

とくいなこと・とくいになれそうなことは？

- 同じ時期にいろいろなことを習って身につける
- やりたいことをするためのスケジュールを立てる
- むずかしい問題に集中して取り組む
- たくさんのもののなかから、自分にとってよいものを選ぶ
- 未来に起こりそうなことを予想する

向いていそうな仕事は？

政治家、起業家、経営者、人事担当、芸能マネージャー、投資家、ファンドマネージャー、金融ディーラー、通関士、経営企画　など

ここをのばすと別の能力が目覚める!?

視覚系をのばすと…　みんなのリーダーさん、まちがい発見さんに!
P.110へ　　P.32へ　　P.106へ

運動系をのばすと…　夢いっぱいさん、反射神経バツグンさんに!
P.86へ　　P.34へ　　P.82へ

感情系をのばすと…　好奇心おうせいさんに!
P.50へ　　P.44へ

記憶系をのばすと…　予定ばっちりさん、情報収集家さんに!
P.122へ　　P.118へ　　P.68へ

なりたい自分を目指そう!
[思考系脳番地トレーニング]

思考力を身につけるために、いろいろなことを考えるきっかけをつくろう。まずは自分が楽しくできそうなトレーニングを選んでね。

「今日の目標」を20文字以内でつくる

朝起きたら1日の目標を決め、それを20文字以内で書いてみよう。たとえば「会った人には必ずあいさつをする(15文字)」など。

その日の目標を立てるために、1日の予定やすごし方を思いうかべることや、思いついたことを決められた文字数におさめようとすることが、思考系脳番地をはたらかせることになる。

家族や友だちの長所を3つ考える

人の長所をさがすことは、考えるトレーニングになるよ。家族や友だちなど、身近な人の長所を3つ考えてみよう。

このトレーニングでは、相手の「人となり」について深く考えられるだけでなく、相手に対して思っていることや見方を見直すことになるから、自分の思考を変えることができる。

後出しじゃんけんでわざと負ける

　相手がグー・チョキ・パーのどれかを出した後、自分が負けるようにグー・チョキ・パーを出す「後出しじゃんけん」にチャレンジ！

　人はもともと「勝ちたい」という意思をもっていて、ゲームでもつい勝とうとしてしまう。わざと負けるようにゲームをすると、ふだんとは別の立場でものごとを考える力が身につく。

トランプなどの対戦ゲームで遊ぶ

　トランプ、オセロ、すごろく、カルタなど、対戦ゲームをしよう。ルールがわかっていて、楽しめるものであればなんでもOK。ゲームの途中で投げ出さず、勝負がつくまで遊ぶようにしよう。

　このトレーニングのポイントは、つぎの相手の行動を予想して考え、ゲームの先を見通すこと。自分で考える力が自然と身につくよ。

ものづくりにチャレンジする

　ねんど、手芸、紙工作、料理など、好きなものづくりにチャレンジしよう。どんなものをつくりたいか、最初にイメージしておく。完成したら、くふうしたところや苦労したところを書き出そう。

　ものづくりを通じて、目標を達成する力や、くふうする力、問題を解決する力など、さまざまな能力がきたえられるよ。

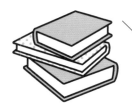

「頭がよい」とは?

「頭がよい」ってどういうこと? 頭がよい人になるためにはどうしたらいい? 「頭のよさ」と脳の関係を考えてみよう。

成績がよいだけが 「頭がよい」 ではない

　おとなからよく「頭がよいね」とほめられる友だちは、学校のテストでよい点数をとっていることが多いかもしれない。たしかに、学校の授業で習うことをしっかり理解できる子は、脳がよく育っているから、「頭がよい」といえる。おとななら、いろいろな言葉を知っている人や、むずかしそうな仕事をしている人は、頭がよく見える。

　でも、「脳がよく育っている」といっても、脳のどの部分が育っているかは人によってことなる。たとえば、スポーツがとくいな人は運動系脳番地がよく育っているし、人の気持ちを考えられる人は感情系脳番地がよく育っている。

　脳のどこかがよく育っている人を「頭がよい」人とするなら、なにか１つでもとくいなことや長所がある人は、みんな「頭がよい」と考えることができる。学校のテストでなかなかよい点数がとれないからといって、「頭が悪い」ことにはならないよ。話しじょうずの人、聞きじょうずの人、歌がうまい人、絵がうまい人、いろいろな人がいて、それぞれ脳の個性がある。どういう人が１番頭がよいかというのは、テスト点数や成績だけで決めつけることはできないんだ。

だれもが頭をよくしていける

　脳はいくつになっても成長する。今はできないことやわからないことが多くても、1年後、10年後、30年後には、いろいろなことがとくいになっているかもしれない。だから、どういう人が「頭がよい」人かを考えるとき、**「脳を成長させることができる」人が「頭がよい」人**ととらえることもできる。これから先、どれだけ自分で脳を育てていけるかが、より頭がよい人になれるかどうかのカギになる。

　脳を成長させ、頭をよくしていくためには、**新しい知識や経験をどんどん取り入れることが大切**。こまったことが起きたときや、むずかしい問題に直面したとき、本や人の話などから情報を得て、自分に活かしていけるようにしよう。

　今、「自分は頭がよくない」と感じている人がいても、そう思いこむ必要はないよ。**自分の可能性を自分で決めつけてしまうと、脳は成長しなくなってしまう。** まずは自分の好きなこと、やってみたいことにチャレンジしよう。そして、新しいことや知らなかったことにふれて、脳をどんどん育てていこう。その先に、未来の「頭がよい」自分が待っている！

これだけでも覚えて! スゴい脳メモ

なにか1つでもとくいなことや長所がある人は、みんな「頭がよい」と考えることができる。
脳はいくつになっても成長するから、脳を育て続けて、もっと「頭がよい」自分を目指そう！

［ 感情系脳番地がよく育っているタイプ ］

感情を生んだり表現したりする能力が高いのが、この脳タイプの人。やさしさや、ワクワクする気持ちを大切にしよう。

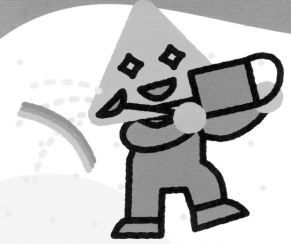

好奇心おうせいさん

感情系脳番地

感情を生んだり表現したりする一生成長し続ける脳番地

人の気持ちを感じること、自分の気持ちを生み出すこと、それを表現することにかかわるよ。感情系脳番地の特徴は、生きているあいだずっと育ち続け、老化がおそいこと。100歳でも育つことがわかっている。

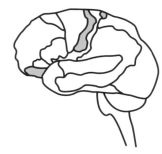

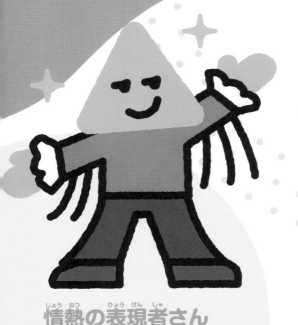

情熱の表現者さん

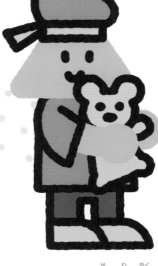

やさしいお世話役さん

感情系脳タイプの人

人の気持ちを大切にできる やさしくておだやか

　ほかの人の気持ちを察することができ、やさしい気持ちをもてる。人をよろこばせることが好き。感受性がゆたかで、自分の気持ちをすなおに表現することができるよ。毎日ワクワク楽しくすごしていて、仲のよい友だちができやすい。いかりを感じたり落ちこんだりしたときも、まわりの人に八つ当たりしたり、いつまでもクヨクヨしたりせず、おだやかな気持ちを取りもどすことができるよ。

新しいものや楽しいことが好き!

[好奇心おうせいさん]

ポジティブな気持ちで、ものごとを考える力をもっている。知らなかったことや、初めてすることにも楽しんで取り組めるよ。

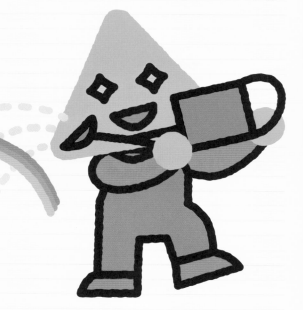

毎日が楽しくて
ワクワクする!

よく育っている脳番地は……
感情系脳番地

ほかによく育っている脳番地は……
思考系脳番地

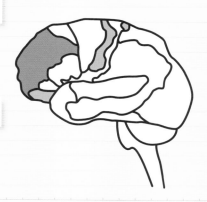

とくいなこと・とくいになれそうなことは?

- 毎日の生活で、楽しいことや新しいことを見つける
- 初めてすることにもポジティブに取り組む
- 人をよろこばせるイベントやプレゼントを考える
- 空想のキャラクターや物語をつくる
- 流行しているものや人気のあるものを取り入れる

向いていそうな仕事は?

商品やイベントの企画職、新規事業開発、小説家、脚本家、放送作家、詩人、作詞家、演出家、振付師、バイヤー、雑貨販売、画商　など

ここをのばすと別の能力が目覚める!?

運動系をのばすと…　情熱の表現者さん、反射神経バツグンさんに!
P.86へ　　　P.46へ　　　P.82へ

伝達系をのばすと…　やさしいお世話役さん、楽しくおしゃべりさんに!
P.62へ　　　P.48へ　　　P.58へ

聴覚系をのばすと…　みんなの相談役さんに!
P.98へ　　　P.94へ

視覚系をのばすと…　まちがい発見さん、みんなのリーダーさんに!
P.110へ　　　P.106へ　　　P.32へ

熱い気持ちでからだを動かす

[情熱の表現者さん]

うれしい気持ちや悲しい気持ちなどを、からだを使って表現する力があるよ。自分以外の人の気持ちになって、演じることもできそう。

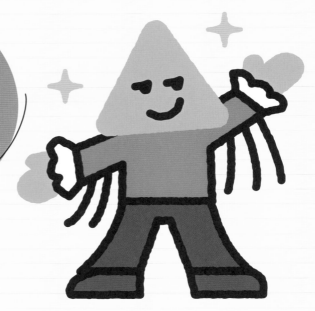

気持ちを大切に
表しているよ!

よく育っている脳番地は……
感情系脳番地

ほかによく育っている脳番地は……
運動系脳番地

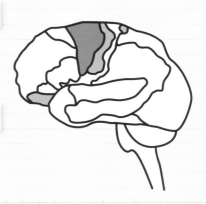

とくいなこと・とくいになれそうなことは?

● 表情や声、からだの動きで自分の感情を表現する

● 思ったことや感じたことを絵にかく

● 友だちやなかまをたくさんつくり、いっしょに楽しく活動する

● 目の前の人の感情を察して、それに合った行動をする

● キャラクターの気持ちを考えて役を演じる

向いていそうな仕事は?

俳優、声優、アイドル、お笑い芸人、タレント、落語家、画家、写真家、整体師、エステティシャン、トリマー　など

ここをのばすと別の能力が目覚める!?

思考系をのばすと…　好奇心おうせいさん、夢いっぱいさんに!

P.38へ　　P.44へ　　P.34へ

伝達系をのばすと…　やさしいお世話役さん、楽しくおしゃべりさんに!

P.62へ　　P.48へ　　P.58へ

聴覚系をのばすと…　みんなの相談役さん、音楽家さんに!

P.98へ　　P.94へ　　P.96へ

視覚系をのばすと…　スポーツマンさんに!

P.110へ　　P.80へ

人の気持ちを察して声をかける

[やさしいお世話役さん]

こまっている人の気持ちに気がついて、声をかける力をもっているよ。
だれかを助けたり、手伝ったりすることができる。

いつもやさしい
気持ちでいるよ

よく育っている脳番地は……

感情系脳番地

ほかによく育っている脳番地は……

伝達系脳番地

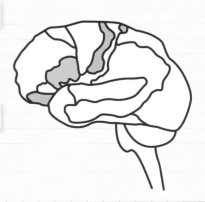

とくいなこと・とくいになれそうなことは?

- こまっている人に気がついて声をかける
- 自分の気持ちを正直に人に伝える
- 相手の気持ちによりそいながら、人の助けになろうとする
- 人のよいところを見つけて、すなおにほめる
- 予想外のことがあってもイライラせず、おだやかに解決する

向いていそうな仕事は?

看護師、保育士、幼稚園教諭、養護教諭、ベビーシッター、介護士、キャビンアテンダント、動物飼育員、動物訓練士　など

ここをのばすと別の能力が目覚める!?

思考系をのばすと…　好奇心おうせいさんに!
▶ P.38へ　　　P.44へ

運動系をのばすと…　情熱の表現者さんに!
▶ P.86へ　　　P.46へ

聴覚系をのばすと…　みんなの相談役さんに!
▶ P.98へ　　　P.94へ

伝達系をのばすと…　楽しくおしゃべりさんに!
▶ P.62へ　　　P.58へ

なりたい自分を目指そう！

［感情系脳番地トレーニング］

自分の気持ちをコントロールすることと、人の気持ちを察することができるようになろう。やさしい気持ちは自分でつくれる！

トレーニング 1

「楽しかったことベスト10」を決める

これまでの楽しかったことをふり返って、それを「ベスト10」の形でならべてみよう。なにが楽しかったのか、なぜ楽しかったのかもあわせて思い出すようにすると、よりよいトレーニングになる。

楽しかったことを思い出すことで、そのときの感情をよび起こして、今の感情をコントロールできるようになるよ。

トレーニング 2

「ほめノート」をつくる

毎日の生活で、「自分で自分をほめたい」と思ったことを書きとめておく。「早起きできた」など、ささいなことでOK。家族や先生からほめられたときは、そのことも書いておこう。

気持ちが落ちこんだときにノートを見返して、ほめられてウキウキした気持ちになることで、感情が安定して前向きになれる。

トレーニング3 植物に話しかけてみる

サボテンや花など、身近な植物に話しかけてみよう。

なにもしゃべらない植物相手でも、話しかけること自体が感情表現になるから、感情系脳番地がよくはたらくようになるよ。気持ちを落ち着かせることにもつながる。植物をよく見ることになるから、視覚系脳番地にもはたらきかけることができるよ。

トレーニング4 まわりの人にその日の印象を伝える

いつも顔を合わせる家族や友だちを見て、「いつもとちがう」と察する力も感情系脳番地のはたらきだよ。

人と会ったときに、気づいたことを伝えるようにしてみよう。髪型や服装より、「うれしそう」や「つかれた？」など、相手の気持ちや体調を気にすることがポイント。伝達系脳番地も強化できるよ。

トレーニング5 おとなの肩もみをする

家族など、身近にいるおとなの肩もみをする。「もう少し強くする？」などと声をかけて、相手にとってちょうどよい強さや、こっている場所をさぐりながらもんであげよう。

からだにさわりながら相手の気持ちを感じることになり、感情系脳番地にはたらきかけることができる。

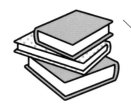

涙が出るのはなぜ？

うれしいとき、悲しいとき、くやしいとき、泣こうとしていなくても涙が出ることがある。このとき脳ではなにが起こっている？

涙もろい人はどんな人？

　目にゴミが入ったときなどに涙が出ることがあるけれど、**人は感情が動いたときにも涙を流すことがある**。感情によって涙が出る場面は大きく分けて２つあり、１つは自分自身がくやしい思いをしたり、悲しいことやうれしいことがあったりしたとき。もう１つは、ほかの人の話を聞いたり、小説を読んだり映画をみたりしたときだよ。

　子どものころは、こまったことが起きたときに泣くことが多い。これは、自分がこまっていることをおとなに伝える感情表現なんだ。このとき、感情系脳番地がはたらいている。成長していくと、こまりごとに直面したとき、自分でどうしたらよいか考えたり、人に相談したりするようになる。そうして、感情系脳番地だけでなく、ほかの脳番地もはたらかせるようになる。

　物語に感動して泣くことが多い人、つまり**涙もろい人は、人の気持ちを理解でき、共感しやすい人**。こういった人は、**感情系脳番地がよく育っている**よ。つくられた物語とわかっていても、登場人物の気持ちに入りこんで泣いてしまうことがある。涙もろい人にお年よりが多いのは、人生経験が多い分、共感できる場面が多いからだよ。

泣くことは悪いことではない

　人が泣くときは、なにかを体験して、それにより感情が動き、涙が出るという流れをたどる。人前で泣くのをがまんしたいときは、頭の中でまったくちがう体験を思い出して、感情を変えればよい。映画やドラマに出ている俳優は、感情を表現するために、こういった脳のはたらかせ方をしているよ。

　ただ、**感情をおさえてばかりいると、感情系脳番地のはたらきが弱くなってしまう**。とくに子どものうちは、感情を表に出すことをがまんせず、泣きたいときに泣いて、笑いたいときに笑うことが大切。**思いっきり泣くことですっきりして、気持ちが落ち着く**場合もあるよ。

　また、**涙が出ることによって、自分の気持ちに気がつくこと**もある。思いがけず涙が出たことで、「わたしはこんなに悲しかったんだ」と、自分の本心を知ることができる。泣いたことが記憶に残り、「このとき、どうして泣いたんだろう」と考えることにもなる。泣くことは、そのときの感情表現だけではなく、感情をふくめて記憶しようとすることでもある。泣くことははずかしいことではなく、必要なことでもあるんだ。

📖✏️ **これだけでも覚えて! スゴい脳メモ**

感情が動いたとき、涙が出ることがある。涙もろい人は、感情系脳番地がよく育っている。
泣くことには意味があるから、むりに泣くことをがまんせず、自分の気持ちをすなおに受け止めよう。

［ 伝達系 脳番地がよく育っているタイプ ］

人になにかを伝えることがとくいな人がこの脳タイプ。人と話をしたり、文章を書いたりすることがじょうずにできるよ。

発表ハキハキさん

伝達系 脳番地

言葉やジェスチャーなどを使って コミュニケーションをおこなう

自分の考えや気持ちなど、伝えたいことを人に伝えるときに使う脳番地。あらゆるコミュニケーションにかかわる。左脳は言葉で伝えることを、右脳は図やジェスチャーなど言葉以外で伝えることをになっている。

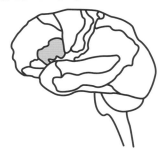

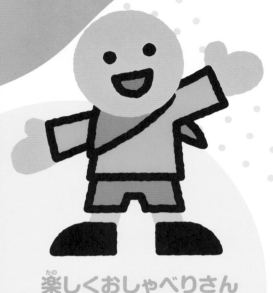

楽しくおしゃべりさん

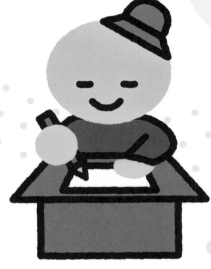

文章で表現さん

**伝達系
脳タイプ
の人**

人にわかりやすく伝える！
話しじょうずで書きじょうず

人と話すことが好きで、自分から友だちやおとなに話しかけることができる。自分の意見をしっかり言えて、人前で発表することや、文章を書いて人にわかりやすく伝えることもとくいだよ。言葉だけでなく、図やジェスチャー、アイコンタクトなどをうまく使うことができる人も多い。いろいろな人に合わせてコミュニケーションをとれるから、人と協力して楽しく活動していけるよ。

スムーズにわかりやすく伝える

[発表ハキハキさん]

授業で手をあげて発言したり、たくさんの人の前で発表したりする力をもっている。わかりやすく伝えるくふうもできるよ。

みんなの前でも
しっかり話せる

よく育っている脳番地は……

伝達系脳番地

ほかによく育っている脳番地は……

視覚系脳番地

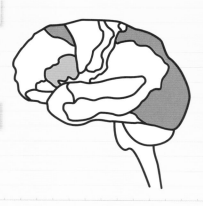

とくいなこと・とくいになれそうなことは?

● 書いてあることをハキハキと読んで、人に伝える
● 絵や図、ジェスチャーなどを使って伝えたいことを伝える
● 自分が見たものについて正しく人に説明する
● 目的地にたどりつけるように、わかりやすく道案内する
● 一度にたくさんの人とコミュニケーションをとる

向いていそうな仕事は?

アナウンサー、レポーター、司会者、広告プランナー、インフォメーションスタッフ、ツアーガイド、ファッションモデル　など

ここをのばすと別の能力が目覚める!?

感情系をのばすと…　　楽しくおしゃべりさん、やさしいお世話役さんに!

▶ P.50へ　　　　▶ P.58へ　　　　▶ P.48へ

理解系をのばすと…　　文章で表現さん、きっちり整とんさんに!

▶ P.74へ　　　　▶ P.60へ　　　　▶ P.70へ

運動系をのばすと…　　スポーツマンさんに!

▶ P.86へ　　　　▶ P.80へ

記憶系をのばすと…　　思い出いっぱいさん、じっくり観察さんに!

▶ P.122へ　　　　▶ P.116へ　　　　▶ P.104へ

コミュニケーション力がある!

[楽しくおしゃべりさん]

知らない人や、年上や年下の人にも自分から話しかけて、すぐに仲よくなる力がある。自分の気持ちも正直に伝えられるよ。

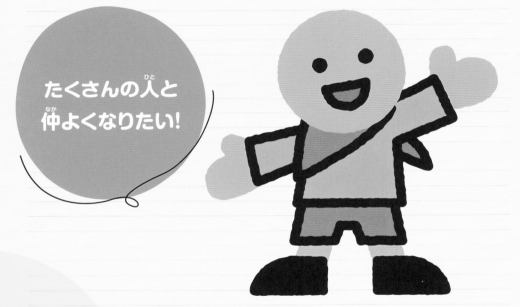

たくさんの人と
仲よくなりたい!

よく育っている脳番地は……

伝達系脳番地

ほかによく育っている脳番地は……

感情系脳番地

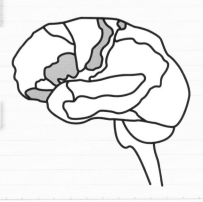

とくいなこと・とくいになれそうなことは?

- 知らない人にも、進んで話しかける
- 自分が好きなものや、おもしろいと思うもののよさを人に伝える
- 年上の人や年下の人ともスムーズに話せる
- ひとり語りや会話で、見ている人や聞いている人を楽しませる
- ほかの人たちとチームをつくり、たくさんのことを発信する

向いていそうな仕事は?

動画クリエイター、インフルエンサー、ラジオパーソナリティ、コメンテーター、営業職、遊園地スタッフ、僧侶、神主　など

ここをのばすと別の能力が目覚める!?

視覚系をのばすと…　発表ハキハキさんに!
P.110へ　　P.56へ

理解系をのばすと…　文章で表現さんに!
P.74へ　　P.60へ

聴覚系をのばすと…　みんなの相談役さんに!
P.98へ　　P.94へ

感情系をのばすと…　やさしいお世話役さんに!
P.50へ　　P.48へ

伝えたいことを整理して伝える

[文章で表現さん]

文章や図を使って、伝えたいことをわかりやすく伝える力をもっているよ。むずかしいことでも、言葉で説明することができる。

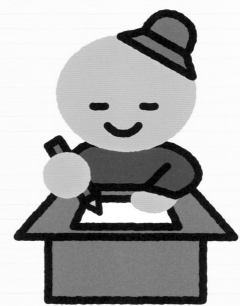

文章を書くのが
苦にならないよ

よく育っている脳番地は……

伝達系脳番地

ほかによく育っている脳番地は……

理解系脳番地

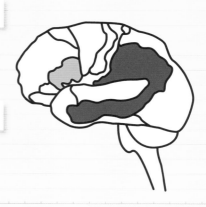

とくいなこと・とくいになれそうなことは?

- 文字や図を使って伝えたいことを伝える
- 勉強や仕事を人にわかりやすく教える
- 情報を整理して、ものごとを伝える順番を考える
- 人から伝えられたことを、ほかの人に正しく伝える
- むずかしいことをやさしい言葉を使って説明する

向いていそうな仕事は?

記者、ライター、宣伝・広報、翻訳家、弁護士、弁理士、行政書士、司法書士、裁判官、キャスター、塾講師・家庭教師　など

ここをのばすと別の能力が目覚める!?

視覚系をのばすと…　発表ハキハキさんに、読書スラスラさんに!
P.110へ　　　P.56へ　　　P.108へ

感情系をのばすと…　楽しくおしゃべりさん、やさしいお世話役さんに!
P.50へ　　　P.58へ　　　P.48へ

思考系をのばすと…　マルチタスクさん、発明家さんに!
P.38へ　　　P.36へ　　　P.72へ

運動系をのばすと…　手先器用さんに!
P.86へ　　　P.84へ

なりたい自分を目指そう!

［伝達系脳番地トレーニング］

いろいろな人とコミュニケーションをとる力は、おとなになるとますます大切になる。今からしっかりきたえておこう。

トレーニング 1

長い文章を「交代読み」する

本や新聞などからまとまった文章を選んで、家族や友だちと一文ずつ交代して読んでみよう。相手が読んでいるときも文を目で追い、自分が読むときは読点でしっかり区切って読む。

この「交代読み」をすることで、相手に伝わりやすい声の大きさやスピード、区切り方がわかるようになってくるよ。

トレーニング 2

プロフィールをつくって発表する

自分の名前や学校、住んでいるところ、家族、好きなものなど、自分のことを人に伝えるプロフィールカードをつくってみよう。

自分に対する理解力、情報をまとめて人に伝える力が身につくよ。記憶系脳番地もはたらいて、よく思い出せるようになる。人前で声に出して自己紹介すると、伝える力がよりきたえられるよ。

相手の口ぐせをさがしながら話を聞く

　人には「口ぐせ」というものがあり、「ちなみに」や「なるほど」など、人によって同じ言葉を何度も言うことがあるよ。そこで、人と話すときに相手の口ぐせをさがしながら会話してみよう。

　人から情報を受け取るときに、脳がキーワードをさがそうとすることも、伝達力を高めることになるんだ。

お店の人とコミュニケーションをとる

　初めて会った人と話すことは、伝える力をきたえるのにぴったり。相手の性格や反応が読めないから、脳をフル回転することになる。

　いきなり知らない人に話しかけることがむずかしい場合、お店の人と会話するのがよい。「このサラダにはアボカドが入っていますか？」「おすすめはなんですか？」などと自分で聞いてみよう。

ピクチャートークをする

　似ている5枚の写真を用意する。そのうちの1枚について「なにが写っているか」を家族や友だちに言葉で説明しよう。相手には目をつむってもらい、写真が見えないようにする。説明が終わったら相手に5枚の写真を見せて、どの写真の説明だったか当ててもらう。

　このように目に見えるものを説明することは、伝える力を高める。

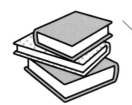

左利きはスゴい!?

左利きの人は、「天才が多い」「個性的」など、いろいろなイメージをもたれる。左利きの人っていったいどんな人だろう。

左利きに天才が多いって本当?

　利き手、つまりより多く使うほうの手は、だいたい2歳くらいまでに少しずつ決まっていく。左利きの人は、世界で10人に1人といわれる。じつは、右利きの人と左利きの人では、脳の使い方が大きくことなる。

<u>右脳はからだの左側を、左脳は右側をコントロールしている</u>から、左利きの人は右脳がよく発達することになる。左脳はおもに言葉にかかわることをにない、右脳はおもに言葉以外のイメージなどにかかわることをになっている。だから左利きの人には、子どものころに言葉がうまく出てこなかったり、本を読むことが苦手だったりする人が多い。ただ、おとなになるまでに脳を育てていけるから、心配する必要はないよ。

　右利きの人が多い社会では、あらゆることが右利きの人に便利なようにできている。だから左利きの人は、毎日の生活でこまることが多く、使いにくい右手を使わないといけないこともある。そのことによって、<u>右脳と左脳がどちらもきたえられていく</u>。また、不便なことを乗りこえるために、いろいろなアイデアやくふうを生む。<u>左利きに天才が多いといわれるのは、右利きの人にはない考え方をする人が多いから</u>なんだ。

左利きは直したほうがいい?

　左利きの人には、子どものころに右利きに直そうとする人も
いる。たしかに、右利きのほうが生活しやすい場面はあるけれ
ど、あまりにおさないころに右利きに直そうとすると、かえっ
てこんらんしてしまうことがある。**左利きには、右利きにはな
い才能がたくさんあるから、むりに直さなくて大丈夫。**左利き
であることに引け目を感じないことが大切だよ。10人に1人
に選ばれた、すばらしい個性として受け入れよう。

　ただ、右脳と左脳をバランスよく育てるために、**左利きの人
が右手をあえて使うことは、とてもよいトレーニングになる。**
これは10歳くらいから始めるのがよい。子どもの脳はまず右
脳から成長し、あとから左脳が発達し、2つのバランスがとれ
るようになるのが10歳ごろなんだ。文字を書いたり、歯みが
きをしたりするとき、右手を使うようにしてみよう。

　同じように、**右利きの人には右利きの人のよさがある。**より
スゴい脳に育てるために、左利きの人は右利きの人を、右利き
の人は左利きの人をまねしてみよう。おたがいの長所を取り入
れることで、右脳も左脳もパワーアップ!

📖✏️ これだけでも覚えて! スゴい脳メモ

利き手によって脳の使い方がことなり、右利きの人は左
脳が、左利きの人は右脳が育ちやすい。
10人に1人に選ばれた左利きの人は、引け目を感じず、
生まれもったすばらしい個性を大切にしよう。

[理解系脳番地がよく育っているタイプ]

この脳タイプの人は、ものごとを理解する能力が高い。知らないことを知ろうとすると、どんどんわかることが増えていく！

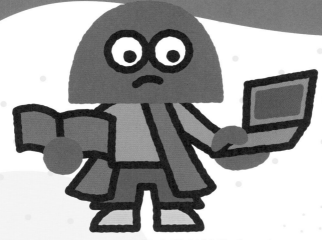

情報収集家さん

理解系脳番地

情報を整理して理解する「わかった！」と思うところ

目や耳などから受け取った情報を理解するときにはたらくよ。左脳が言葉の情報を、右脳が言葉以外の情報を整理している。人の話や文章をそのまま理解するだけでなく、想像して読み取るときにも使われる。

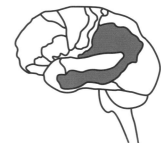

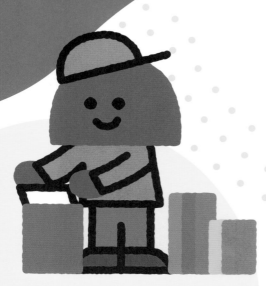

きっちり整とんさん

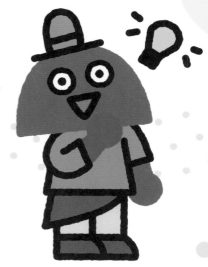

発明家さん

知らないことは追究!
いろいろなことがよくわかる

初めて見たものや聞いたことに「なぜ?」と思うことが多く、知らないことを知ろうとする。そうして集めた情報を整理して、理解する力があるよ。身のまわりのものを分類して、かたづけることもとくい。言葉を理解する力も発達しているので、読書が好き。「これからどうなる?」と予想したり、「この人はきっとこんなことが言いたかったんだな」と想像したりすることができる。

いろいろなことを調べる
[情報収集家さん]

わからないことやもっと知りたいことを、本やインターネットで調べて
まとめる力があるよ。情報を役立てることもできる！

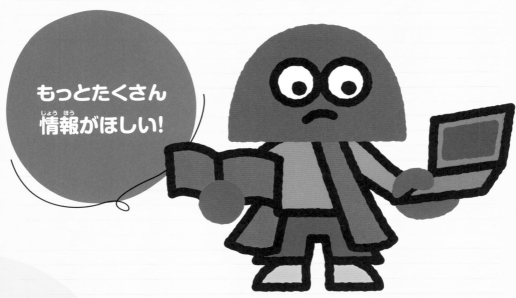

もっとたくさん
情報がほしい！

よく育っている脳番地は……

理解系脳番地

ほかによく育っている脳番地は……

記憶系脳番地

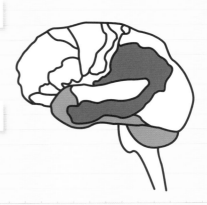

68

とくいなこと・とくいになれそうなことは?

●本やインターネットなどから情報を集める
●人から聞いた話を理解して記録する
●クイズを考えたり、答えたりする
●新しく知ったことを、もともと知っていることと関連づける
●自分の知識や経験から、人になにかを提案する

向いていそうな仕事は?

学者、ジャーナリスト、リサーチャー、コンサルタント、リクルーター、栄養士・管理栄養士、証券アナリスト　など

ここをのばすと別の能力が目覚める!?

視覚系をのばすと…　きっちり整とんさん、読書スラスラさんに!
P.110へ　　　　　　P.70へ　　　　　　P.108へ

思考系をのばすと…　発明家さん、マルチタスクさんに!
P.38へ　　　　　　P.72へ　　　P.36へ

運動系をのばすと…　手先器用さんに!
P.86へ　　　　　　P.84へ

伝達系をのばすと…　文章で表現さんに!
P.62へ　　　　　　P.60へ

身のまわりはいつもきれいに!

[きっちり整とんさん]

使ったものを元の場所にもどしたり、散らかったものをかたづけたりする力をもっている。情報を整理することもとくいだよ。

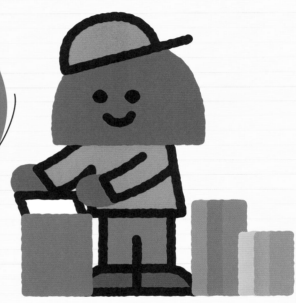

おかたづけなら
ばっちりだよ!

■ よく育っている脳番地は……

理解系脳番地

■ ほかによく育っている脳番地は……

視覚系脳番地

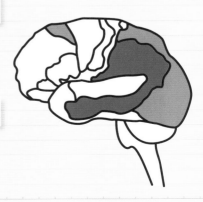

とくいなこと・とくいになれそうなことは?

- 身のまわりのものを整理整とんする
- 部屋や発表資料のレイアウトを考える
- いろいろな情報をわかりやすく分類する
- 図形の問題をといたり、ふくざつな計算をしたりする
- 文字や図、絵や写真を使って、情報をまとめる

向いていそうな仕事は?

建築士、編集者、デザイナー、整理収納アドバイザー、データサイエンティスト、インテリアコーディネーター、機械設計　など

ここをのばすと別の能力が目覚める!?

記憶系をのばすと… 情報収集家さん、思い出いっぱいさんに!
P.122へ　　P.68へ　　P.116へ

思考系をのばすと… 発明家さん、マルチタスクさんに!
P.38へ　　P.72へ　　P.36へ

運動系をのばすと… 手先器用さん、スポーツマンさんに!
P.86へ　　P.84へ　　P.80へ

伝達系をのばすと… 文章で表現さん、発表ハキハキさんに!
P.62へ　　P.60へ　　P.56へ

みんなをあっとおどろかせる

[発明家さん]

ものの仕組みを理解して、新しいものごとを考える力をもっている。将来、だれも見たことがないものを生み出すことになるかも!?

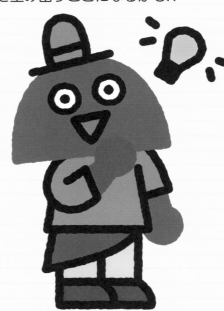

よいアイデアが
うかんできそう!

よく育っている脳番地は……

理解系脳番地

ほかによく育っている脳番地は……

思考系脳番地

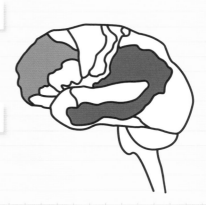

とくいなこと・とくいになれそうなことは?

- これまでになかった新しいものごとを考える
- ほしいものや必要なものを自分でつくる
- 将来役に立ちそうなことを考える
- わからなかったことを、わかるようになるまで調べる
- ふくざつで細かいものの仕組みを理解する

向いていそうな仕事は?

研究者、ゲームや映像などのクリエイター、システムエンジニア、ロボットやロケットなどの開発者、プログラマー、マーケター　など

ここをのばすと別の能力が目覚める!?

記憶系をのばすと… 情報収集家さん、予定ばっちりさんに!
P.122へ　　P.68へ　　P.118へ

視覚系をのばすと… きっちり整とんさん、読書スラスラさんに!
P.110へ　　P.70へ　　P.108へ

運動系をのばすと… 手先器用さん、反射神経バツグンさんに!
P.86へ　　P.84へ　　P.82へ

伝達系をのばすと… 文章で表現さんに!
P.62へ　　P.60へ

なりたい自分を目指そう!

[理解系脳番地トレーニング]

これまでとはことなる形でなにかを理解しようとすると、広く深く理解する力がつく。したことがないトレーニングにチャレンジ!

トレーニング 1

せんたくものをなかま分けする

ものをなかま分けすることには、理解系脳番地が深くかかわっている。ふだんからものを分ける機会をつくると、この脳番地が育つ。視覚系脳番地も強化されて、見る力もアップ!

せんたくものを種類ごとや持ち主ごとに分けよう。あらい終えたせんたくものをたたむこともトレーニングになる。

トレーニング 2

10分間でカバンの整理をする

家を出る前に、あらかじめ10分と決めた上で、カバンの整理をしよう。必要なものをそろえて、きれいにおさめることが大切。

脳は、時間が決まっていたほうがはたらきやすい。このトレーニングでは、かぎられた時間内で「今の状態」と「これからすべきこと」を理解しなければならず、この作業が理解系脳番地を強くする。

お話の好きなところに線を引く

　昔話などの短い話を読んで、好きなところに線を引こう。「大切なところ」ではなく「好きなところ」に引くことがポイント。

　関心があることのほうが理解しやすいから、好きなところを見つけながら積極的に読書することは、理解系の成長には早道になる。読書になれてくると、むずかしい本もどんどん読めるようになるよ。

ふだん読まない本のタイトルを読む

　図書館や本屋でふだん読まない分野のコーナーに行き、ならんでいる本のタイトルだけを頭の中で読んでみよう。

　むずかしく感じる分野でも、近くにある本のタイトルには同じ単語が使われているなど、発見があるかもしれない。そのようにして、その分野を少しだけでも理解していくことができる。

外で見かけた人について想像する

　外や電車の中にいると、知らない人をたくさん見かける。そんなとき、見かけた人について想像してみよう。たとえば、晴れているのにカサを持っている人がいたら、その理由を考えてみる。

　目の前の相手がどんな人物か想像して、理解しようとすることは、理解系脳番地を活発にはたらかせることになるよ。

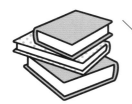

競争はよいこと?

テストの点数や走る速さを人と競うのは、脳にとってよいこと？　競争が脳にあたえるえいきょうを考えてみよう。

競争でやる気がなくなる!?

　学校やクラブ活動では、テストの点数や走る速さなど、今の自分の能力が数字として表されることがある。そのなかでの自分の順位がわかるときもあり、ほかの人と競争することになりやすい。今の自分を知ることは大切だけれど、人と自分をくらべることは、脳にとってマイナスな面もあるよ。

　たとえば、テストでよい点数をとる友だちがいたとき、その子と自分をくらべて、「自分はできないんだ」と感じてしまう人もいる。そうすると、がんばろうとする気持ちがへり、脳が活動しづらくなる。その結果、さらに点数が下がり、やる気がどんどんなくなってしまう。

　また、ほかの人を意識しすぎて、自分よりできている人をねたんでしまうこともある。「わたしのほうが努力しているのに」「どうしてあの子が？」などと思うとき、「しっと」という感情が生まれている。しっとすることは、脳に悪いえいきょうをあたえる。反対に、人に「しっと」ではなく「あこがれ」をいだくと、脳はうまくはたらくようになる。だれかにしっとするのではなく、「わたしもこうなりたい」という目標にしたり、よいところをまねしたりするほうが、自分の成長のためになるよ。

「よい競争」ってどんなもの?

　競争するとき、その**競争相手はほかの人ではなく、以前の自分の記録にする**のがよい。去年より今年、先月より今月、昨日より今日の自分が、ほんの少しでもよくなっているように努力することが大切だよ。**「よい競争」とは、自分が成長していくために、自分の能力を知り、それを乗りこえようとすること**。よい競争によって、脳の可能性が広がっていく。

　また、そのときの競争の結果だけを気にするのではなく、**競争を、その先の目標を達成するためのものととらえよう**。たとえ昨日より今日のほうが走るタイムが悪くなってしまったとしても、「大会で1位をとる」という目標のために、つぎはどんなトレーニングをしたらよいかを考えるヒントになる。算数のテストなら、前回の点数と今回の点数をくらべるだけでなく、前回はできなかったけれど今回できたことや、前回はできたのに今回はミスしてしまったところをかくにんしよう。

　競争することは、結果をどうとらえるかによって、脳によいえいきょうも悪いえいきょうもあたえる。よい競争をすることを心がけて、脳をぐんぐん成長させよう。

📖✏️ これだけでも覚えて! スゴい脳メモ

ほかの人と競争することで、「自分はだめだ」と思いこむことは、脳に悪いえいきょうをあたえる。
自分の記録と競争することは、目標を達成するために、成長していくことにつながる「よい競争」になる。

[運動系脳番地がよく育っているタイプ]

この脳タイプの人は、からだを動かす能力が発達している。スポーツや、手先を使ったものづくりなどで才能を開花できそう！

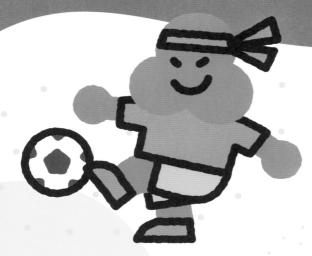

スポーツマンさん

運動系脳番地

からだを動かすことにかかわる一番早く成長する脳番地

人が成長するときに、一番早く育つのがこの脳番地。手、足、口など、からだを動かすことにかかわる。ここを育てると、脳全体がしっかり育ちやすくなって、ほかの脳番地もぐんぐんのびていくよ。

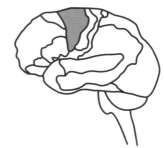

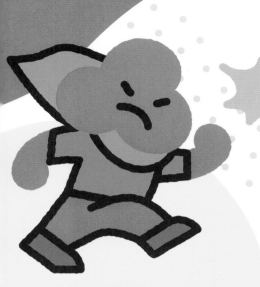

反射神経バツグンさん

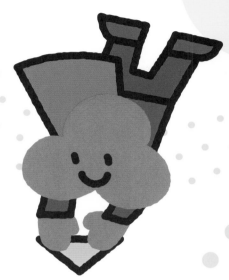

手先器用さん

運動系脳タイプの人

運動や細かい作業がとくい！すぐれた行動力の持ち主

　からだをうまくコントロールして、思ったとおりにすばやく動かすことができるよ。からだを大きく使うスポーツやダンスがとくいな人や、手先をじょうずに使って、絵をかいたり工作したりすることがとくいな人が多い。なにかやりたいことや気になることが見つかったときに、パッとすぐ動けるような、すぐれた行動力や実行力の持ち主でもある。いつでもチャンスをつかむ力があるよ。

からだを動かして活やくする

[スポーツマンさん]

速く走ったり、ボールをけったり投げたり、からだをじょうずに動かす力があるよ。スポーツで活やくすることができそう！

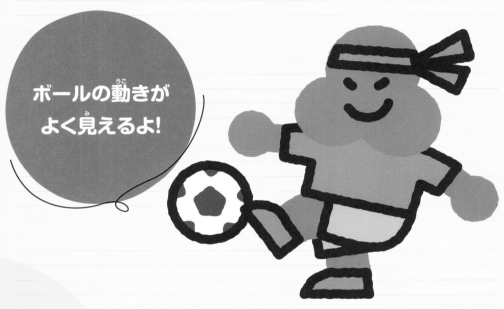

ボールの動きが
よく見えるよ!

よく育っている脳番地は……

運動系脳番地

ほかによく育っている脳番地は……

視覚系脳番地

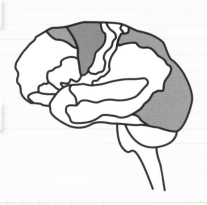

とくいなこと・とくいになれそうなことは？

- 見よう見まねで動いたり、なにかをつくったりする
- 野球やサッカーなどのスポーツで活やくする
- まわりの動きやようすを見て、タイミングよく動く
- とくいな人をお手本にして、習っていることを上達させる
- 見たものを絵にしたり形にしたりする

向いていそうな仕事は？

スポーツ選手、スポーツのコーチ、スポーツインストラクター、プロゲーマー、漁師、農家、養蜂家、配達員、陶芸家　など

ここをのばすと別の能力が目覚める!?

思考系をのばすと…　反射神経バツグンさん、夢いっぱいさんに！

P.38へ
P.82へ
P.34へ

理解系をのばすと…　手先器用さん、きっちり整とんさんに！

P.74へ
P.84へ
P.70へ

感情系をのばすと…　情熱の表現者さんに！

P.50へ
P.46へ

聴覚系をのばすと…　音楽家さんに！

P.98へ
P.96へ

からだがすばやく動く!

[反射神経バツグンさん]

なにかが起こったときに、すぐにからだを動かす能力がある。あぶない
ことから身を守ったり、人を助けたりすることにつながるよ。

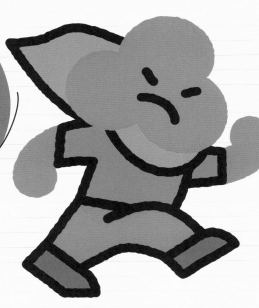

すぐ考えるから
すぐ動けるよ!

よく育っている脳番地は……

運動系脳番地

ほかによく育っている脳番地は……

思考系脳番地

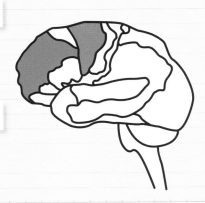

とくいなこと・とくいになれそうなことは?

- 予想できないことが起きても、冷静にすばやく行動する
- からだを動かしながら、つぎの行動を考える
- あぶない気配を察知して、けがをしないように動く
- 自分でやると決めたことは最後までやりぬく
- むずかしいことにも積極的にチャレンジする

向いていそうな仕事は?

消防士、救急救命士・救急隊員、SP(セキュリティポリス)、理学療法士、登山家、スタントマン、マジシャン、レストランスタッフ など

ここをのばすと別の能力が目覚める!?

視覚系をのばすと…
▶ P.110へ　　スポーツマンさん、まちがい発見さんに!
▶ P.80へ　　▶ P.106へ

理解系をのばすと…
▶ P.74へ　　手先器用さん、発明家さんに!
▶ P.84へ　　▶ P.72へ

感情系をのばすと…
▶ P.50へ　　情熱の表現者さん、好奇心おうせいさんに!
▶ P.46へ　　▶ P.44へ

聴覚系をのばすと…
▶ P.98へ　　音楽家さんに!
▶ P.96へ

せんさいな動きがとくい!

[手先器用さん]

手先をうまく使って、細かい作業をする力をもっている。ものをつくったり直したり、操作することに活かすことができそう。

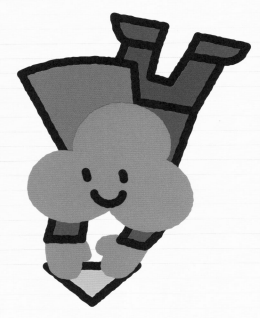

ずれないように
集中してつくる!

よく育っている脳番地は……

運動系脳番地

ほかによく育っている脳番地は……

理解系脳番地

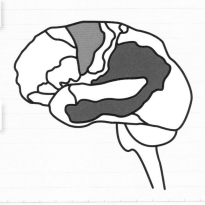

とくいなこと・とくいになれそうなことは?

- 手先を使って、細かくてふくざつな作業をする
- 手や足を使って機械や乗り物を動かす
- 正しい順番や方法で、料理や工作をする
- ものの仕組みを理解して、組み立てたり直したりする
- 身のまわりをきれいにかたづけたり、そうじしたりする

向いていそうな仕事は?

医師、歯科医師、歯科衛生士、助産師、調理師、大工、家具職人、パイロット、バスや電車などの運転士、家事代行、清掃スタッフ　など

ここをのばすと別の能力が目覚める!?

視覚系をのばすと…　スポーツマンさん、読書スラスラさんに!
P.110へ　　　P.80へ　　　P.108へ

思考系をのばすと…　反射神経バツグンさん、夢いっぱいさんに!
P.38へ　　　P.82へ　　　P.34へ

感情系をのばすと…　情熱の表現者さんに!
P.50へ　　　P.46へ

聴覚系をのばすと…　音楽家さんに!
P.98へ　　　P.96へ

なりたい自分を目指そう!

[運動系脳番地トレーニング]

手、足、口、舌など、からだの各部分を動かすトレーニングをしよう。
「運動」といっても、スポーツだけが運動ではないよ。

トレーニング 1

足で新聞紙をたたむ

　足だけを使って新聞紙を小さくたたんでみよう。むずかしかった
ら、初めは足で丸めるだけでもOK。なれてくると、うまくたため
るようになってくる。できるだけ小さくたたむことを目指そう。
　このトレーニングでは、足を動かす力を強くするよ。ふだんはや
らない動きをすることが、脳を活発にはたらかせることになる。

トレーニング 2

利き手と反対の手で歯みがきをする

　歯みがきは、手と口を同時に使うよい運動になる。歯みがきをア
レンジして、トレーニングとして取り入れてみよう。
　まずは利き手とは別の手で歯をみがく。脳がいつもとちがうはた
らきをするようになるよ。つぎに「あっかんべー」をして舌の状態を
チェック。このときの舌の動きも脳をはたらかせる。

階段を1段飛ばしで上がる

　日ごろからエレベーターやエスカレーターはなるべく使わず、階段で上り下りして、からだを動かすようにする。まわりに人がいなくて危険がない場合は、1段飛ばしで上がってみよう。

　段を飛ばしながら上がろうとすると、着地する場所や着地のタイミングを考える必要があるから、より脳がはたらくよ。

「ふり」をつけて歌を歌う

　スポーツが好きではなく、歌を歌うことなら好きという人は、歌うときに「ふり」をつけながら歌ってみよう。

　歌いながらおどることはもちろん、全身でリズムをとったり、手をたたいたりするだけでもりっぱな運動になる。2つのことを同時にするという運動力がきたえられるよ。

名画をまねしてかいてみる

　絵をかくことも、手を動かす運動になる。なにをかいたらよいかわからない人には、ゴッホやピカソなどの名画をまねしてかくのがおすすめ。むずかしく感じる場合は、マンガの絵などでもOK。

　なにかをまねることは、その作品をつくった人の脳番地の使い方をなぞることになるから、脳にとってよいトレーニングになるよ。

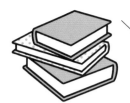

本当に運動オンチ?

スポーツが苦手だと「運動オンチ」とよばれてしまう。スポーツがとくいになるためには、運動系脳番地だけを育てればよい?

ダンスはとくいなのにスポーツは苦手!?

　運動系脳番地がよく育っていると、スポーツやダンスなど、からだを動かすことがとくいになり、あまり育っていないと苦手になる場合が多い。けれど人によっては、ダンスはとくいなのにスポーツは苦手という人や、そのぎゃくの人もいる。運動系脳番地がかかわっているのは同じなのに、どうしてこういうことが起こるのだろう。

　スポーツといっても、足の速さを競うスポーツや、ボールを使うスポーツなど、いろいろな種類がある。走ることはとくいだけれど、サッカーや野球などの球技は苦手という人もいる。球技では目でボールを追う必要があるから、じつは**運動系脳番地だけでなく、視覚系脳番地も深くかかわっている**んだ。ボールの動きがよく見えていないと、飛んでくるボールを「こわい」と思うようになり、苦手意識がついてしまう。

　ダンスがとくいな人は、運動系脳番地と同時に聴覚系脳番地をよくはたらかせている。そのいっぽうで**球技が苦手な場合は、視覚系脳番地があまり育っていない**可能性があるよ。視覚系脳番地のトレーニングをすることで、ボールがよく見えるようになり、球技も苦手ではなくなるかもしれない。

運動オンチはかんちがいかも!

　それぞれの脳番地はつながっていて、協力してはたらいている。「自分は運動オンチだ」と思っていても、じつは運動系脳番地が発達していないのではなく、ほかの脳番地の育ち具合がかかわっていることもある。また、運動系脳番地は、足を動かす脳番地、手を動かす脳番地、口や顔を動かす脳番地などに分かれている。絵がじょうずな人は手を動かす脳番地が育っているし、早口言葉がとくいな人は口を動かす脳番地が育っている。じつは「運動オンチ」な人はほとんどいないんだ。

　もう１つ大切なポイントは、自分が楽しんで運動できているかということ。「おどることが楽しい」と思えばダンスはどんどんうまくなるし、「スポーツは楽しくない」と思えばからだが動かしづらくなってしまう。運動が苦手になるのは、才能がないからではなく、運動オンチだと自分で思いこんでしまっているからかもしれない。

　もし、これからなにかのスポーツをとくいになりたいと思ったら、まずはそのスポーツを思いきり楽しもう。そして、たくさん練習することで、必要な脳番地を育てていこう。

これだけでも覚えて! スゴい脳メモ

スポーツをするときは、運動系脳番地だけでなく、ほかの脳番地もかかわっている。
自分は運動オンチだと決めつけず、楽しく運動すると、スポーツがとくいになれるかもしれない!

［ 聴覚系脳番地がよく育っているタイプ ］

人の話や音を聞く能力が高いのが、この脳タイプの人。聞きじょうずの人のもとには、いろいろな話が集まってくるよ。

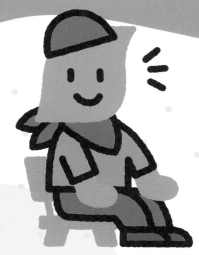

お話集中さん

聴覚系脳番地

耳で聞いたことを脳に集める脳番地
朝から夜まではたらく!

耳から入る情報を脳に集めている。左脳は言葉を聞くこと、右脳は音楽やまわりの音を聞くことに使われているよ。目にはまぶたがあるけれど、耳にはふたがないから、朝から夜までずっとはたらいている。

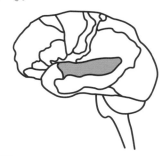

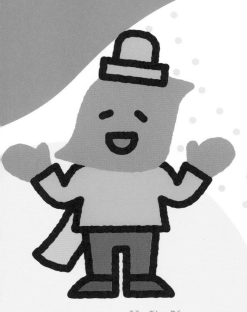

みんなの相談役さん

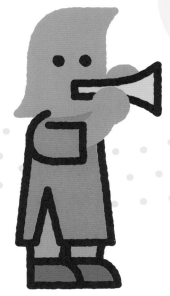

音楽家さん

聞いたことが頭に入ってくる
聞きじょうずで音楽好き

耳から聞いた言葉がスムーズに頭に入ってくるから、家族や友だちの話を楽しく聞ける聞きじょうず。人に話しかけられたり、相談されたりすることが多い。学校でも先生の話をしっかり聞いているから、成績をよくしていける人が多いよ。外を歩いているときは、車の音や動物のなき声などに気がつきやすい。音楽をきくことが好きで、じょうずに楽器を演奏したり歌を歌ったりすることもできる。

よそ見せずに話を聞く!

お話集中さん

人が話していることを集中して聞いて、しっかりと頭に入れる力をもっている。正しく聞き取れるから、会話もスムーズにできるよ。

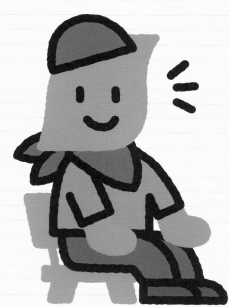

頭の中に言葉が
すっと入るよ!

よく育っている脳番地は……

聴覚系脳番地

ほかによく育っている脳番地は……

記憶系脳番地

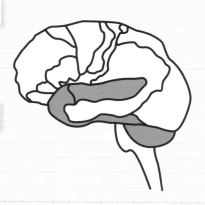

とくいなこと・とくいになれそうなことは？

● 人の話を静かに集中して聞く
● 人から聞いたことを正しく記録する
● メロディーや発音を正しく聞き取る
● 耳に入ってくる言葉や、メロディーや歌詞を覚える
● 人の声や話し方の特徴をつかんで、まねをする

向いていそうな仕事は？

コールセンターのオペレーター、通訳、速記者、事務、受付窓口係、グランドスタッフ、ピアノ調律師、楽器職人、ＤＪ　など

ここをのばすと別の能力が目覚める!?

感情系をのばすと…　みんなの相談役さんに!
P.50へ　　　P.94へ

運動系をのばすと…　音楽家さんに!
P.86へ　　　P.96へ

視覚系をのばすと…　じっくり観察さん、思い出いっぱいさんに!
P.110へ　　　P.104へ　　　P.116へ

理解系をのばすと…　情報収集家さんに!
P.74へ　　　P.68へ

じっくり話を聞いてアドバイス!

[みんなの相談役さん]

人の話を聞いて、こまっていることや、その人の気持ちをくみ取る力をもっているよ。まわりの人から相談を受けることが多いかも。

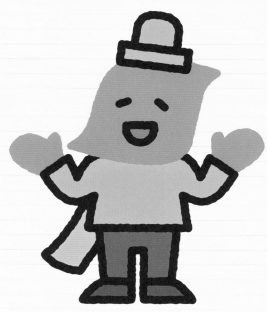

話を聞くことで
人の力になるよ

よく育っている脳番地は……
聴覚系脳番地

ほかによく育っている脳番地は……
感情系脳番地

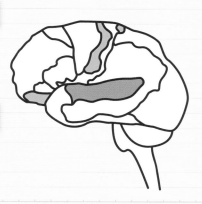

とくいなこと・とくいになれそうなことは？

- 人のなやみを聞いて、共感したりアドバイスしたりする
- 長時間でも、楽しくおだやかに人と話をする
- ほかの人の意見やアドバイスを聞いて、問題を解決する
- ふたり以上の人の希望や意見をまとめる
- 楽しい気持ちや悲しい気持ちを曲にする

向いていそうな仕事は？

心理カウンセラー、社会福祉士、ケアマネージャー、占い師、ファイナンシャルプランナー、ウェディングプランナー、作曲家　など

ここをのばすと別の能力が目覚める!?

記憶系をのばすと… お話集中さん、ものしり博士さんに！
P.122へ　　　P.92へ　　　P.120へ

運動系をのばすと… 音楽家さん、情熱の表現者さんに！
P.86へ　　　P.96へ　　　P.46へ

伝達系をのばすと… 楽しくおしゃべりさん、やさしいお世話役さんに！
P.62へ　　　P.58へ　　　P.48へ

思考系をのばすと… 好奇心おうせいさんに！
P.38へ　　　P.44へ

美しいメロディーをかなでる

[音楽家さん]

歌ったり楽器を演奏したりしたときに、自分の出す音を正しくとらえる力があるよ。だからきれいなメロディーを生むことができる！

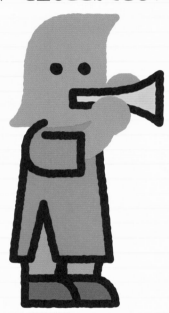

ほかの人と演奏
することも好き！

よく育っている脳番地は……

聴覚系脳番地

ほかによく育っている脳番地は……

運動系脳番地

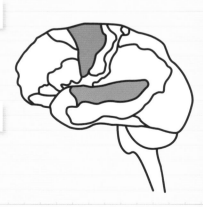

とくいなこと・とくいになれそうなことは？

● 歌ったり演奏したりして、音楽を生み出す
● 音楽に合わせてからだを動かす
● 耳にしたメロディーや発音を、聞いたとおりに声に出す
● 一定のリズムをきざみ続ける
● たくさんの人とタイミングを合わせる

向いていそうな仕事は？

スタジオミュージシャン、クラシック音楽家、ピアニスト、指揮者、ダンサー、歌手、声楽家、ボイストレーナー　など

ここをのばすと別の能力が目覚める!?

記憶系をのばすと… お話集中さん、ものしり博士さんに！
▶ P.122へ　　▶ P.92へ　　▶ P.120へ

感情系をのばすと… みんなの相談役さん、情熱の表現者さんに！
▶ P.50へ　　▶ P.94へ　　▶ P.46へ

思考系をのばすと… 夢いっぱいさん、反射神経バツグンさんに！
▶ P.38へ　　▶ P.34へ　　▶ P.82へ

視覚系をのばすと… スポーツマンさんに！
▶ P.110へ　　▶ P.80へ

なりたい自分を目指そう！
［聴覚系脳番地トレーニング］

耳から入る音や言葉に集中して、聞く力をきたえよう。「なんとなく聞こえてくる」ではなく、「聞きたい！」と思うことが大切。

トレーニング 1

自然の音に注意をはらう

わたしたちは毎日の生活の中でさまざまな音にかこまれている。風の音や虫の鳴き声など、自然の音に耳をすましてみよう。

耳に入る音に注意をはらうことが、聴覚系脳番地をのばすトレーニングになる。自然の音はわずかでもめまぐるしく変化しているから、その変化をとらえようとすることがポイント。

トレーニング 2

遠くの席の会話に耳をすませる

レストランや学校の教室などで、遠くの席にいる人たちの会話に耳をすましてみる。気になる話が聞こえたら注意して聞いてみよう。

どんなに小さな声でも、「聞きたい」という意思があると、脳はおのずと音をキャッチしようとする。また、会話の内容から話し手の人となりや気持ちを想像すると、人の話を理解する力がつくよ。

特定の音を追いながら音楽をきく

たくさんの音から、特定の音だけを拾い上げてきくことでも、聴覚系脳番地を強くすることができる。

たとえばオーケストラの演奏をきくとき、バイオリンなど特定の楽器の音を追いかけてみよう。歌をきくときに、ハモリの声だけに注目するのもよい。これまで気づかなかった意外な発見があるかも。

聞き取った言葉をくり返して口にする

家族や友だちに、本などに書かれている一文を読み上げてもらい、それを聞き取り、くり返して口にしてみよう。「て・に・を・は」など、細かいところまで正しくくり返すことが大切。

このトレーニングでは、言葉を正しく聞き取る力が身につく。記憶系脳番地もきたえられて、記憶力もアップするよ。

算数の問題を聞き取って計算する

トレーニング4が楽にできた人は、算数の問題を読み上げてもらおう。耳で聞いた問題を頭の中で計算して答えを出す。1ケタの足し算など、問題自体はむずかしくないほうがよい。

数字は言葉よりも聞きまちがいが起こりやすいから、より注意深く聞くことが必要になる。聞き取る力がさらにきたえられるよ。

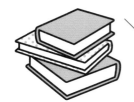

外国語はどう学ぶ？

外国語を話せるようになって、いろいろな人とコミュニケーションをとりたい！　語学力を身につけるにはどうしたらいい？

外国語を使わずに語学力をつける!?

　母国語、つまり自分が生まれ育った国で話されている言葉は、その言葉がわかる人とのあいだでしか使えない。英語をはじめとした外国語を使えるようになると、これまでよりたくさんの人とコミュニケーションがとれるようになるよ。

　言葉を使ってコミュニケーションをとるとき、「聞く」「話す」「理解する」「書く」などの能力が必要になる。これらの能力にかかわる脳番地をきたえることで、外国語も使えるようになる。なかでも、まずは相手がなにを話しているかわかる必要があるから、**「聞く」ことにかかわる聴覚系脳番地を育てよう。**

　外国語を使うときにかかわる脳番地には、「外国語を使うことでしかきたえられない脳番地」と、「外国語を使わなくてもきたえられる脳番地」がある。**聴覚系脳番地をきたえるためには、人の話をのがさずに聞き取るトレーニングをする**とよい。このとき聞き取る言葉は、必ずしも学びたい外国語である必要はない。ふだん母国語で会話するときに、人の話を注意深く聞くクセをつければ、それがトレーニングになる。つまり、**外国語そのものを使わなくても、外国語でコミュニケーションをとるための土台をつくることができる**んだ。

「好き」を入り口にしよう

　外国語を使うための土台ができたら、身につけたい言葉にたくさんふれることが大切。たとえば、その言葉が話されている国に住めば、その言葉を毎日使う必要があるから、語学力は自然と上がっていく。けれど、母国にいる場合は、ふだんの会話で外国語を使うことがほとんどない人も多い。そこで、**自分に合う方法で外国語にふれる機会をつくる**必要がある。

　人は、**「つらい」「おもしろくない」と感じると、脳のはたらきが悪くなる**。だから、楽しみながら外国語を学べる方法を考えることが、語学力アップの近道になる。たとえば、好きなアイドルやテレビアニメのキャラクターが外国語を話している場合、なにを話しているかどうしても知りたいという気持ちになり、言葉の理解がめきめき上達する。好きな動画をくり返して楽しむことで、無理なく外国語が身につく。

　また、聞き取りが苦手な人は、とくいなことから始めてもよい。文章を読んだり書いたりするほうがとくいなら、外国語の本をたくさん読み、文章を書いてみよう。**好きなこと、とくいなことを入り口にすると、脳はおどろくほどよくはたらく**よ。

📖✏️ これだけでも覚えて! スゴい脳メモ

外国語を使わなくても、人の話を注意深く聞くクセをつけることが、言葉を聞き取るのトレーニングになる。
好きなことやとくいなことから外国語にふれると、脳がよくはたらいて、語学力がつきやすくなる。

［ 視覚系脳番地がよく育っているタイプ ］

ものを見る能力がよく育っているのが、この脳タイプの人。目から入る情報をうまく使って、いろいろな方面で活やくできるはず！

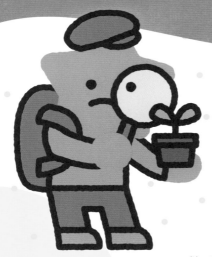

じっくり観察さん

視覚系脳番地

目で見たことを脳に集める脳番地
目を動かすことにもかかわる

目から入る情報を脳に集めている。ただ「見る」ときは脳の後ろの部分を使い、「目を動かしてよく見る」ときは脳のまん中より少し前の部分を使っているよ。左脳で文字を読み、右脳で絵や図を見ているんだ。

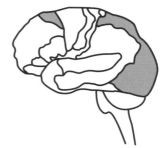

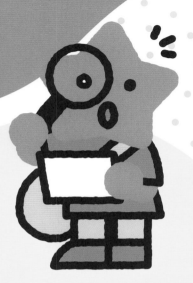

まちがい発見さん

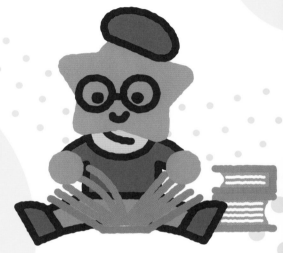

読書スラスラさん

視覚系
脳タイプ
の人

ものごとをよく見ていて
ゆたかな発想力がある

空や星など風景をながめることや、読書することが好き。目にうつるものの色や形など細かいところをとらえて、写真をとったり、絵をかいたりすることがとくいだよ。まちがいさがしもお手のもの。人やボールの動きをしっかり目で追うことができるから、スポーツも上達しやすい。いつもまわりをよく見ていて、いろいろなことに気がつくがゆえに、ゆたかな発想力をもっている人が多いんだ。

よーく見ればなにかが見つかる!

[じっくり観察さん]

人やものをよく観察することで、いろいろなことを知る力をもっている。
気になるものがあれば、ずっとながめてしまいそう。

いろいろな方向
から見てみるよ

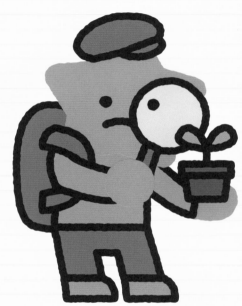

よく育っている脳番地は……
視覚系脳番地

ほかによく育っている脳番地は……
記憶系脳番地

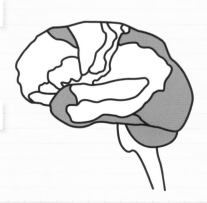

とくいなこと・とくいになれそうなことは?

- ●目の前にあるものを観察して、特徴や法則をつかむ
- ●人や場所のこれまでと変わったところを見つける
- ●実験をすることで、ものごとをたしかめる
- ●同時にたくさんの人のようすを見る
- ●目に見えたものを正しく記録する

向いていそうな仕事は?

研究者、薬や化粧品などの開発者、カメラマン、駅員、税関職員、入国審査官、自然保護官、警備員、探偵　など

ここをのばすと別の能力が目覚める!?

思考系をのばすと… まちがい発見さん、みんなのリーダーさんに!

P.38へ　P.106へ　P.32へ

理解系をのばすと… 読書スラスラさん、きっちり整とんさんに!

P.74へ　P.108へ　P.70へ

運動系をのばすと… スポーツマンさんに!

P.86へ　P.80へ

伝達系をのばすと… 発表ハキハキさんに!

P.62へ　P.56へ

おかしなことに気がつく

[まちがい発見さん]

ものを見くらべたり、ほかの情報と照らし合わせたりすることで、まちがいに気づく力があるよ。細かいところにも目がいく！

少しのちがいも
すごく気になる

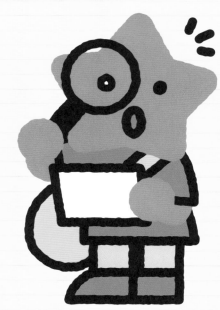

よく育っている脳番地は……

視覚系脳番地

ほかによく育っている脳番地は……

思考系脳番地

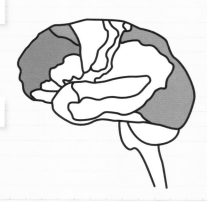

とくいなこと・とくいになれそうなことは？

● 2つ以上のものをくらべて、ちがいを見つける
● 絵や文章の不自然なところを見つける
● 考えたことや伝えたいことを絵や図で表現する
● それぞれの人にぴったりな色や形を選ぶ
● 細かいところにこだわって、作品をつくる

向いていそうな仕事は？

鑑定士、棋士、華道家、書道家、校正者、鑑識官、イラストレーター、アニメーター、漫画家、スタイリスト、美容師、ネイリスト　など

ここをのばすと別の能力が目覚める!?

記憶系をのばすと…　じっくり観察さん、思い出いっぱいさんに！
P.122へ　　　　　　　　P.104へ　　　　　　P.116へ

理解系をのばすと…　読書スラスラさん、きっちり整とんさんに！
P.74へ　　　　　　　　P.108へ　　　　　　P.70へ

運動系をのばすと…　スポーツマンさん、反射神経バツグンさんに！
P.86へ　　　　　　　　P.80へ　　　　　　　P.82へ

伝達系をのばすと…　発表ハキハキさんに！
P.62へ　　　　　　　　P.56へ

ぶあつい本も楽しく読める

読書スラスラさん

文字が多い本や教科書を読んで、内容を理解する力がある。文字だけではなく、絵や写真から情報を読み取ることもとくいだよ。

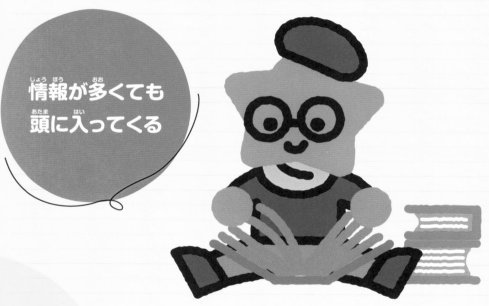

情報が多くても
頭に入ってくる

よく育っている脳番地は……

視覚系脳番地

ほかによく育っている脳番地は……

理解系脳番地

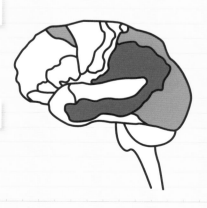

とくいなこと・とくいになれそうなことは?

● 文字が多い本でもスラスラと読む
● 図や写真、数字などのデータから、ふくざつな情報を読み取る
● だれがどこにいるのか、なにがどこにあるのかをすぐに見つける
● 辞書や図鑑などをうまく使って調べものをする
● 見た目がきれいで、整ったものをつくる

向いていそうな仕事は?

気象予報士、測量士、パティシエ、庭師、放射線技師、プラネタリアン、スポーツ審判員、美術・音響・照明スタッフ、パタンナー　など

ここをのばすと別の能力が目覚める!?

記憶系をのばすと…　じっくり観察さん、思い出いっぱいさんに!
P.122へ　P.104へ　P.116へ

思考系をのばすと…　まちがい発見さん、みんなのリーダーさんに!
P.38へ　P.106へ　P.32へ

運動系をのばすと…　スポーツマンさん、手先器用さんに!
P.86へ　P.80へ　P.84へ

伝達系をのばすと…　発表ハキハキさん、文章で表現さんに!
P.62へ　P.56へ　P.60へ

なりたい自分を目指そう!

[視覚系脳番地トレーニング]

家の中にいるときでも、外へ出かけているときでも、見る力をきたえるトレーニングができるよ。まずは、しせいから見直そう。

トレーニング 1

せすじをのばす

本を読むときや景色を見るときは、せすじをのばそう。左右の肩を軽く後ろにもっていくイメージで、少し胸をはる。

せすじをのばすと、せなかを丸めているときより、見えるはんいが広がるよ。日ごろから、よいしせいでいることを心がけていると、見る力が自然と強くなっていくんだ。

トレーニング 2

電車の中から数字の「5」をさがす

電車やバスに乗ったときに、積極的に窓の外に目を向けよう。ただ外をながめるだけでなく、「看板の中から数字の『5』を見つける」など、なにかしらのテーマを設定するとよい。

外の風景を見ることは、空間をとらえる力を高める。車内から特定の文字をさがすことで、動くものを見る力もきたえられるよ。

本に書いてある文章を書き写す

　好きな本を1冊決めて、ノートに書き写しをする。時間か文章の量を決めておいて、終わるまでは静かにやろう。写し終わったら、書きまちがいや書き飛ばしがないか自分でかくにんする。

　書き写しは、集中して文字を見る力が身につくよ。手を動かすことで、同時に運動系脳番地をはたらかせることにもなる。

空中に書かれた文字を当てる

　家族や友だちに、空中に指で文字を書いてもらい、その文字を当てるゲームをする。まずは1文字から始めて、ひらがな、数字、漢字、単語とレベルアップしていこう。

　指の動きを目で追い、それを頭の中に残しておく必要があるから、脳が活発にはたらく。頭の中でイメージする力もアップするよ。

映画やドラマのキャラクターをまねる

　映画やテレビドラマに好きなキャラクターがいる人は、かっこいいと思う動きや決めポーズをまねしてみよう。

　人は「こうなりたい」という気持ちをもって画面を見ると、目にうつるものから情報をたくさん得ようとする。「見る」から「見たい」に変わるだけで、脳のはたらきはまったくことなるんだ。

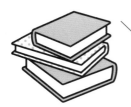

よい習いごととは?

習いごとをしている友だちもいるけどれど、自分ならなにを習う?
脳にとってよい習いごととはなにか考えてみよう。

習いごとにはどんな意味がある?

　学校の授業で習うこととは別に、水泳やサッカー、ダンスやピアノなど、習いごとをしている人もいるかもしれない。**習いごとをしている時間は、学校で授業を受けているときには育たない脳の部分が育てられている**んだ。

　8つの脳番地のうち、最初に発達するのは運動系脳番地。そして運動系脳番地が発達することで、ほかの脳番地も成長しやすくなる。だから、からだを動かす習いごとは、脳にとってとてもよいこととされているよ。習いごとでなくても、ジョギングやボール遊びなどの運動を自分でするのもよい。また、絵や工作を習うことは視覚系脳番地を、ダンスやピアノを習うことは聴覚系脳番地を育てることにもなる。

　習いごとやクラブ活動をしていると、学校の先生とは教え方がちがう先生に出会うことになる。そのことで、学校とはことなる脳の使い方をすることになるよ。また、学校の友だちとは別の友だちやおとなといっしょに活動することで、いろいろな人とコミュニケーションをとることになる。これも脳をよくはたらかせることになるんだ。**習いごとは、たとえなにかが身につかなくても、脳を育てることに大きな意味がある**よ。

好きこそもののじょうずなれ

　習いごとをするときに大切なことは、楽しい気持ちやうれしい気持ちをもてているかどうか。**脳は楽しいときや心地よいときにしか成長しない**から、やりたくないことをやり続けることはむずかしい。楽しく取り組めること、目標に向けてがんばることができて、達成感をもてることをさがしてみよう。

　習いごとをしてみたいけれど、なにをしたらよいかわからないという人は、いろいろな習いごとを試してみよう。そのなかから、楽しい、続けたいと思えることが見つかるかもしれない。あまりとくいでないことでも、「先生がほめてくれるのがうれしい」といった気持ちで続けられる人もいる。自分のことをよく見てくれて、**できたことやよかったところをほめてくれる先生を選ぶ**ことも大切なことだよ。

　続けていくと、どんどん上達していくのが自分でもわかるはず。好きでやっていることは脳をよくはたらかせるから、無理やりやらされていることより、ずっと上達しやすい。習いごとは必ずしも特技にする必要はないけれど、**なにか１つでもできることがあるというのは、自信につながる**よ。

これだけでも覚えて! スゴい脳メモ

習いごとは、なにかを身につけることよりも、脳を育てることに大きな意味がある。
楽しいと思えることでなければ、脳は成長することができない。自分が好きになれることをさがそう。

［記憶系脳番地がよく育っているタイプ］

この脳タイプの人は、見たことや聞いたこと、自分の気持ちや考えたことを記憶する能力が高い。覚えたことをうまく役立てよう。

思い出いっぱいさん

記憶系脳番地

覚えることと思い出すことにかかわる情報の出し入れをするところ

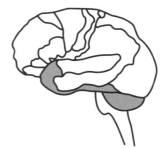

脳の下のほうに位置していて、ものごとを覚えるとき、思い出すときにはたらくよ。左脳は言葉の記憶、右脳は映像の記憶をする役割をになう。よく考えたり気持ちが動いたりしたことは、とくに覚えやすい。

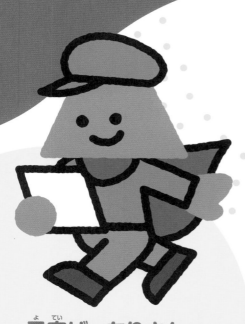

予定ばっちりさん

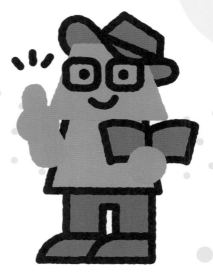

ものしり博士さん

記憶系脳タイプの人

記憶力バツグン！知識がほうふなしっかりもの

覚えたいことをしっかり覚えることができて、使いたいときに思い出すことができるよ。とくに好きなものや気になるものに関する知識がどんどんたまっていく。漢字や単語などが覚えられるだけでなく、小さいころのできごとやうれしかったことなどの思い出も、長いあいだ記憶に残る。時間を頭に入れていて、人との約束や予定、ルールをきちんと守るから、人から信用されるよ。

見たものをずっと覚えている

[思い出いっぱいさん]

人や場所、できごとをたくさん覚えておく力をもっている。知っている人や場所が多いから、いろいろなところに思い出があるよ。

昔のこともよく覚えているよ

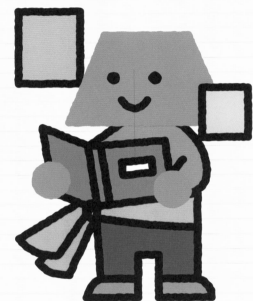

よく育っている脳番地は……

記憶系脳番地

ほかによく育っている脳番地は……

視覚系脳番地

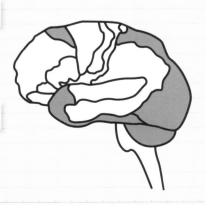

とくいなこと・とくいになれそうなことは？

● 会った人の顔や、行った場所の外観をすぐに覚える

● どこになにが置いてあるかを覚えていて、すぐに取り出す

● いろいろな場所の行き方を覚える

● 絵日記をかいたり、アルバムをつくったりする

● 人やものの名前を書いたリストを管理する

向いていそうな仕事は？

教師（教員）、図書館司書、花屋、スーパーマーケットの店員、アパレルなどのショップ店員、書店員、学芸員、植物園職員　など

ここをのばすと別の能力が目覚める!?

思考系をのばすと…　予定ばっちりさん、みんなのリーダーさんに！

P.38へ　　P.118へ　　P.32へ

聴覚系をのばすと…　ものしり博士さん、お話集中さんに！

P.98へ　　P.120へ　　P.92へ

理解系をのばすと…　情報収集家さん、きっちり整とんさんに！

P.74へ　　P.68へ　　P.70へ

運動系をのばすと…　スポーツマンさんに！

P.86へ　　P.80へ

約束ごとはわすれない!

[予定ばっちりさん]

いつなにをするかを決めて、その予定を覚えておく力をもっている。スケジュールを自分で管理して、毎日をすごすことができるよ。

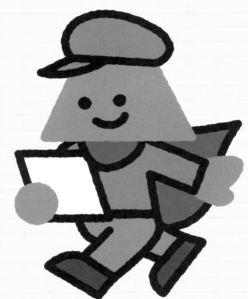

日にちや場所を
まちがえない!

よく育っている脳番地は……

記憶系脳番地

ほかによく育っている脳番地は……

思考系脳番地

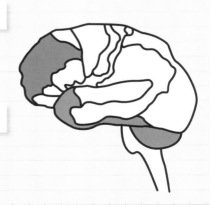

とくいなこと・とくいになれそうなことは?

● 先々の予定までしっかり覚えておく
● 人との約束や決まりごとは必ず守る
● 朝起きる時間や、家を出る時間などを自分で考える
● 電話番号や単語、年代や数量などを暗記する
● たくさんの友だちといっしょに遊ぶ日を決める

向いていそうな仕事は?

銀行員、税理士、公認会計士、裁判官、行政書士、プロジェクトマネージャー、経理、財務、法務、生産管理、商品管理、秘書　など

ここをのばすと別の能力が目覚める!?

視覚系をのばすと… 思い出いっぱいさん、じっくり観察さんに!
P.110へ　　P.116へ　　P.104へ

聴覚系をのばすと… ものしり博士さん、お話集中さんに!
P.98へ　　P.120へ　　P.92へ

理解系をのばすと… 情報収集家さん、発明家さんに!
P.74へ　　P.68へ　　P.72へ

感情系をのばすと… 好奇心おうせいさんに!
P.50へ　　P.44へ

ほうふな知識を使って活やく!

[ものしり博士さん]

人から聞いた話から、たくさんの言葉や知識を身につける力をもっているよ。覚えたことをわすれにくいから、どんどん知識がたまる!

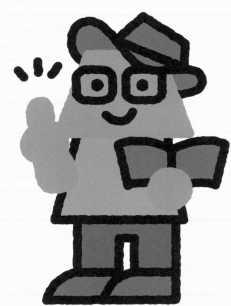

おもしろい話が
たくさんあるよ

よく育っている脳番地は……

記憶系脳番地

ほかによく育っている脳番地は……

聴覚系脳番地

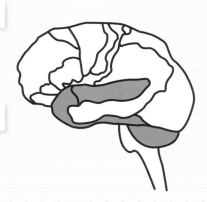

とくいなこと・とくいになれそうなことは?

● 言葉や知識をたくさん身につけて、必要なときに引き出す
● 人からたのまれたことをわすれずにこなす
● 人の名前や話を覚えて、つぎに会ったときに話題にする
● 人から教わったことをすぐにできるようになる
● 2つ以上のことを言われても覚える

向いていそうな仕事は?

大学教授(大学教員)、学者、薬剤師、ソムリエなどの専門家、歴史家、
インタビュアー　など

ここをのばすと別の能力が目覚める!?

視覚系をのばすと…　思い出いっぱいさん、じっくり観察さんに!
▶ P.110へ　　　　▶ P.116へ　　　　▶ P.104へ

思考系をのばすと…　予定ばっちりさんに!
▶ P.38へ　　　　▶ P.118へ

理解系をのばすと…　情報収集家さんに!
▶ P.74へ　　　　▶ P.68へ

聴覚系をのばすと…　お話集中さんに!
▶ P.98へ　　　　▶ P.92へ

なりたい自分を目指そう!

[記憶系脳番地トレーニング]

大切なことを覚えて、わすれないようにしよう。トレーニングをくり返すことで、覚えられることが少しずつ増えていくよ。

トレーニング 1

1日20分の「暗記タイム」をつくる

記憶力をきたえるために、毎日なにかを覚える時間をつくろう。たとえば、1日20分を「暗記タイム」としてみる。漢字でも、英単語でも、歴史上の人物の名前でも、覚えるものはなんでもOK。

時間が決められていると、脳はそれまでに作業を終わらせようとする。だから、その時間は覚えることに集中することができるんだ。

トレーニング 2

長い文章を暗唱する

暗唱は、記憶力を高めるのに定番の方法。暗記する文章は、長ければ長いほど覚えがいがあるけれど、一度に全部暗記することはむずかしい。そこで、長い文章を数日かけて暗唱できるようにしよう。

記憶力を高めるのに大切なのは、計画的に覚えること。何度も同じところを読んで少しずつ覚えると、記憶できる量が増えていくよ。

トレーニング 3

30秒間イラストを見て覚える

　かんたんなイラストを30秒見て、それをかくし、覚えたイラストをかく。一度でかけない場合は、これを３回くり返そう。

　左脳は言葉の記憶、右脳は映像の記憶をする役割があるから、絵や図を覚えて思い出すトレーニングは、記憶系脳番地の右脳側をはたらかせるよ。思考系脳番地も強化されて、集中力も高められる。

トレーニング 4

前日に起きた出来事を3つ覚えておく

　朝、目が覚めたら、前日の出来事で覚えておきたいことや、覚えておいたほうがいいと思うことを３つ挙げよう。できればノートに記録しておいて、数日後に覚えているかかくにんする。

　思い出せないことが多いほど、記憶をたぐりよせる必要が生まれ、その作業が記憶系脳番地をはたらかせることになる。

トレーニング 5

1週間の予定を考えておく

　日曜日の夜に、つぎの日からの１週間のスケジュールがどうなっていたかを思い出し、なにをするべきか考えてみる。とくに夏休みなど、学校に行かず自由にすごす時間が多い期間にやってみよう。

　このトレーニングは、「未来の記憶」をつくることになる。過去だけではなく、未来のイメージを引き出すのも記憶の力なんだ。

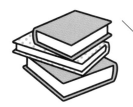

ねる子は育つ!?

すいみんが大切とよく聞くけれど、それはどうして？　すいみんと脳のはたらきの関係を知ると、早ね早起きをしたくなるかも！

頭のよさは、すいみん時間で決まる!?

　脳はねむっているあいだに、不要なゴミを脳の外に出し、酸素を取りこんで回復している。脳をしっかりはたらかせるためには、毎日じゅうぶんなすいみんをとることが必要なんだ。

　3～13歳の子どもは、**少なくとも10時間はすいみん時間をとったほうがよい**。また、人は**太陽の動きに連動したほうが、脳をよくはたらかせることができる**よ。だから、できるだけ毎日同じ時間にねて、同じ時間に起きるのがよいとされている。夜20時ごろにはふとんに入り、朝6時ごろに起きることを目標にしよう。起きる時間とねる時間さえ決まれば、1日のリズムが自然と整う。時間を守る力も身につくよ。夜しっかりとねむっていれば、朝から頭がシャキッとはたらく。

　テストでよい点数がとれなかったり、授業に集中できなかったりするのは、すいみん不足が原因ということも多い。学校の授業についていけないと感じたときは、勉強不足よりもまずはすいみん不足をうたがおう。また、すいみん不足によって気持ちが不安定になることもある。反対に、**決まった時間にじゅうぶんなすいみんをとっている人は、毎日を元気にすごせて、頭をよくしていくことができる**。

すいみんで記憶力をアップ!

　ねむっているとき、脳は休んでいるだけでなく、ほかに重要なはたらきをしている。じつは、**ねむることによって、脳に記憶が定着する**ことがわかってきている。

　起きているときに、単語を覚えたり、本を読んだりするとする。そのときに記憶したことは、夜ねむっているあいだに、脳が長期記憶にしようとしてくれる。とくに夜21時から朝3時ごろにかけては、「すいみんのゴールデンタイム」とよばれ、このあいだに、脳が整理した情報を記憶として定着させているよ。日中いくらがんばって勉強しても、夜しっかりすいみんをとらなければ、覚えたことを長く記憶として残すことができない。

　また、**長期記憶をつくるためには、すいみんの「深さ」が必要**ということもわかっている。早くねることができても、夜中に目が覚めてしまうと、深いすいみんをとることができなくなってしまう。**ねる前にゲームやスマートフォンの画面を見ていると、うまくねむれなくなる。**ねる前は画面を見ることをやめ、部屋を暗くしてねる準備をしよう。また、日中に運動することで、そのつかれが深いねむりをさそってくれる。

📖✒️ **これだけでも覚えて! スゴい脳メモ**

脳はねむっているあいだに回復しつつ、日中に覚えたことを記憶として定着させている。
脳をしっかり育てるために、早ね早起きをして、毎日10時間以上ねむることを心がけよう。

おわりに

キミのスゴい脳の個性は
もっと進化できる!

　この本では、脳の個性がわかりやすくなるように、24の能力キャラクターを紹介しました。一人ひとりが脳の中にもっている個性は、最初はふたばの芽のようであっても、目標をもって毎日を楽しくすごし、脳番地トレーニングをすることで、枝をのばし葉をつけ、花をさかせるように、どんどん成長していきます。そして、それを育てるのは自分自身なのです!

　脳を成長させるヒミツを3つ教えます。

1　1日10時間を目安にじゅうぶんねむること

2　1日1時間以上運動すること

3　脳番地トレーニングを1つ選んで始めること

　これをまずは7日間続けてみましょう。

　わたしは小学生時代、夜8時までにねて、朝6時に起きていました。外でおにごっこや草野球な

どの遊びをしていたことをふくめると、1日2時間は運動していました。じつはわたしは、じっとしていることが好きではなく、すわって本を読んだり、文章を書いたりすることを自分でやろうと思えなかったので、まずは自分にできる運動系脳番地トレーニングを始めたのです。すると、昨日は走ったから、今日は縄とびをしようとか、足の筋肉がついてきたから、今度はうでの筋肉をきたえようなどと、どんどんアイデアがふくらんでいきました。脳の使い方のヒントは、身近な生活の中にあるのです。

　自分の脳を知り、脳番地トレーニングを続けた先には、自分だけの未来が待っています。この本を手に取ったキミが、未来の自分のもっとスゴい脳の個性に出会えることを信じています。

脳内科医・小児科専門医
加藤プラチナクリニック院長
加藤俊徳

<ruby>加<rt>か</rt></ruby><ruby>藤<rt>とう</rt></ruby><ruby>俊<rt>とし</rt></ruby><ruby>徳<rt>のり</rt></ruby>

脳内科医、小児科専門医、医学博士。加藤プラチナクリニック院長。株式会社脳の学校代表。昭和大学客員教授。脳科学・MRI 脳画像診断の専門家。脳番地トレーニング、助詞強調音読法の提唱者。1991 年、今では世界 700 カ所以上の施設で使われる脳活動計測「fNIRS」法を発見。米ミネソタ大学、慶應義塾大学、東京大学などで脳研究に従事し、現在は加藤プラチナクリニックにて、独自開発した加藤式 MRI 脳画像診断法による脳個性診断を行っている。小児から超高齢者まで 1 万人以上を診断・治療。
『片づけ脳』（自由国民社）、『一生頭がよくなり続ける すごい脳の使い方』（サンマーク出版）、『すごい左利き』（ダイヤモンド社）、『頭がよくなる！寝るまえ 1 分おんどく 366 日』（西東社）、『ADHDコンプレックスのための "脳番地トレーニング"』（大和出版）などベストセラー多数。

「脳番地」（商標登録第 5056139 ／第 5264859）は脳の学校の登録商標です。

イラスト	亀山鶴子
デザイン	角田啓介
DTP	株式会社ニッタプリントサービス
校正・校閲	株式会社鷗来堂、パーソル メディアスイッチ株式会社
編集	松山彩香

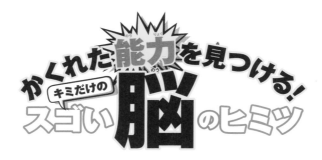

2024 年 2 月 28 日　初版発行

著者	加藤俊徳
発行者	山下直久
発行	株式会社KADOKAWA
	〒102-8177　東京都千代田区富士見 2-13-3
	電話　0570-002-301（ナビダイヤル）
印刷・製本	図書印刷株式会社

●お問い合わせ
https://www.kadokawa.co.jp/（「お問い合わせ」へお進みください）
※内容によっては、お答えできない場合があります。
※サポートは日本国内のみとさせていただきます。
※Japanese text only

定価はカバーに表示してあります。